Yogesh C. Patel
Alizayagam N. Hasan

Fracturas da clavícula tratadas com placas de clavícula

Yogesh C. Patel
Alizayagam N. Hasan

Fracturas da clavícula tratadas com placas de clavícula

Ortopedia essencial atual

ScienciaScripts

Imprint

Any brand names and product names mentioned in this book are subject to trademark, brand or patent protection and are trademarks or registered trademarks of their respective holders. The use of brand names, product names, common names, trade names, product descriptions etc. even without a particular marking in this work is in no way to be construed to mean that such names may be regarded as unrestricted in respect of trademark and brand protection legislation and could thus be used by anyone.

Cover image: www.ingimage.com

This book is a translation from the original published under ISBN 978-620-2-02627-7.

Publisher:
Sciencia Scripts
is a trademark of
Dodo Books Indian Ocean Ltd. and OmniScriptum S.R.L publishing group

120 High Road, East Finchley, London, N2 9ED, United Kingdom
Str. Armeneasca 28/1, office 1, Chisinau MD-2012, Republic of Moldova, Europe
Printed at: see last page
ISBN: 978-620-7-89465-9

ÍNDICE

INTRODUÇÃO

As fracturas da clavícula são lesões comuns em indivíduos jovens e activos, especialmente nos que participam em actividades ou desportos em que as quedas de alta velocidade (por exemplo, ciclismo, motociclos) ou colisões violentas (por exemplo, futebol, hóquei) são frequentes e representam aproximadamente 2,6% de todas as fracturas.

Robinson referiu, num estudo epidemiológico, que a incidência anual era mais elevada no grupo etário com menos de 20 anos, diminuindo com cada coorte etária subsequente. A incidência no sexo feminino foi constante, com picos observados nos adolescentes (por exemplo, desportos, acidentes de viação) e nos idosos (por exemplo, fracturas osteoporóticas resultantes de quedas simples). A incidência anual de fracturas na sua população foi de 29 por 100.000 habitantes por ano.

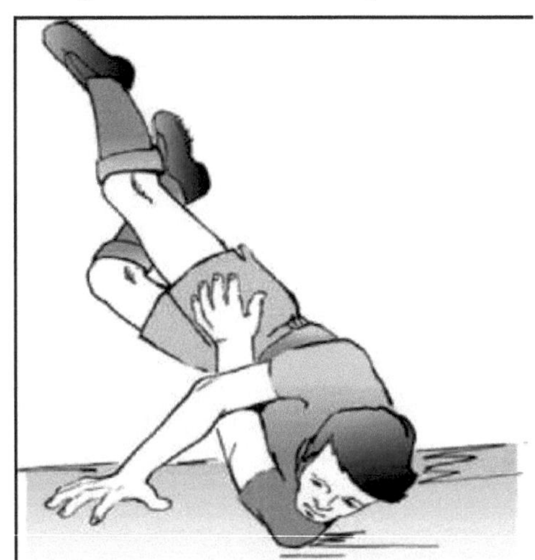

A maioria das fracturas claviculares (80-85%) ocorre no eixo médio do osso, onde as forças de compressão típicas aplicadas ao ombro e a secção transversal estreita do osso se combinam e resultam em falha óssea. As fracturas do terço distal são as seguintes fracturas comuns (20%) e tendem a ocorrer em indivíduos mais idosos, em resultado de uma simples queda. As fracturas do terço medial são mais raras (5%), talvez devido à dificuldade em obter imagens e identificá-las com precisão. O acidente de viação é o mecanismo habitual de lesão, com uma taxa de mortalidade relativamente elevada (20%) associada a lesões concomitantes da cabeça e do tórax.

A maioria das fracturas da clavícula curam sem problemas e sem consequências graves com tratamento não operatório. As directrizes de tratamento foram baseadas nas duas grandes séries de Neer e Rowe que mostram taxas de não união inferiores a 1% em fracturas tratadas de forma conservadora com Sling ou ligadura em forma de figura de oito, em comparação com quase 4% em doentes tratados operativamente.

No entanto, estudos mais recentes têm questionado as taxas de consolidação, a recuperação funcional e a morbilidade das fracturas malunionadas após tratamento conservador. Um estudo prospetivo observacional de 868 doentes com fracturas claviculares tratadas de forma não operatória encontrou uma taxa de não consolidação de 6,2%. Uma meta-análise realizada por Zlowodzki N, Zelle BA, Cole PA, et. Al. incluindo 244 fracturas mostrou uma taxa de não consolidação de 15% para as fracturas claviculares deslocadas tratadas de forma não operatória, enquanto a taxa de não consolidação do tratamento operatório foi de apenas 2%. Assim, parece haver um subgrupo de doentes - aqueles com fracturas deslocadas - que não se dão tão bem como se pensava anteriormente.

Estas preocupações levaram a Sociedade Canadiana de Traumatologia Ortopédica a iniciar um estudo prospetivo, multicêntrico, aleatório e controlado para comparar o tratamento não operatório com uma ligadura da clavícula em Figura de 8 e a fixação operatória com placa para fracturas claviculares deslocadas. As complicações ocorreram em 23 (37%) dos 62 pacientes tratados operativamente, em comparação com 31 (63%) dos 49 tratados não operativamente.

O tratamento operatório consiste na redução aberta e na fixação interna com placas e parafusos ou haste intramedular. As técnicas de colocação de placas continuam a evoluir. As novas placas de bloqueio pré-contornado permitem um encaixe mais preciso, mantendo a resistência; em comparação com as placas de compressão de bloqueio e as placas de reconstrução utilizadas anteriormente.

Atualmente, a técnica mais utilizada é a colocação superior da placa, mas quando a configuração da fratura permite a colocação anteroinferior da placa é preferível devido à trajetória segura do parafuso e à menor irritação do hardware.

Na nossa instalação no Departamento de Ortopedia, S.S.G. Hospital, Baroda, realizámos um estudo de 20 doentes tratados com redução aberta e fixação interna utilizando a placa anatómica de bloqueio da clavícula entre agosto de 2016 e julho de 2017.

<u>Objetivo do presente estudo:</u>

• Estudar os resultados a curto e médio prazo das fracturas da clavícula fixadas com uma placa de clavícula

• Estudar os factores que afectam os resultados da cirurgia

• Para comparar estes resultados com os da literatura

<u>Metodologia:</u>

• **Desenho do estudo:** Estudo observacional prospetivo.

• **Dimensão da amostra:** com base em critérios de viabilidade

• **População do estudo:** Doentes internados nas enfermarias do Departamento de Ortopedia, Faculdade de Medicina e Hospital S.S.G., Vadodara.

• **Investigações: Raio X**

• **Recolha de dados:**

Período de recolha de dados: agosto de 2016 a julho de 2017

• **Parâmetros de resultado:**

Avaliação periódica clínica de acordo com o sistema de pontuação funcional **DASH** (Disability of Arm,Shoulder and Hand) e radiológica de acordo com os raios **X** às 6 semanas, 3 meses e 6 meses de seguimento.

• **Critérios de inclusão:**Fracturas próximas deslocadas da clavícula

• **Critérios de exclusão:**

> Fracturas expostas

> Fracturas em crianças (idade inferior a 18 anos)

> Fracturas em mulheres grávidas

> Doentes clinicamente incapazes

> Fracturas patológicas

> Doente relutante

HISTORIAL E REVISÃO DA LITERATURA

História relevante:

Desde a antiguidade que se acreditava que a fratura da clavícula, mesmo quando significativamente deslocada, era uma lesão benigna com um bom prognóstico inerente quando tratada de forma não operatória.

Num estudo de referência de 1960, Neer referiu que a não união ocorreu apenas em 3 dos 2 235 doentes em que as fracturas da clavícula média tinham sido tratadas de forma não cirúrgica com uma funda ou uma ligadura em forma de oito.

Em 1968, Rowe relatou que os tratamentos não operatórios resultaram em não união em apenas 0,8% em 566 casos de fratura do terço médio da clavícula tratados de forma semelhante, e que os doentes tratados cirurgicamente apresentavam mais complicações pós-operatórias e não união.

Em 1997, Hill et al. foram os primeiros a utilizar medidas de resultados orientadas para o doente para examinar 66 doentes consecutivos com fracturas deslocadas do eixo médio da clavícula e encontraram um resultado insatisfatório em 31% dos doentes tratados conservadoramente, bem como uma taxa de não união de 15%.

De acordo com a meta-análise da literatura de 1975 a 2005 efectuada por Zlowodzki et al., a não união ocorreu após tratamentos não operatórios em 6% de 1145 casos de fratura do eixo médio da clavícula e a percentagem aumentou para 15-20%, particularmente nos 159 casos de fratura com deslocamento grave, enquanto apenas 2% de não união foi observada nos casos tratados cirurgicamente, ou seja, 86% de redução do risco relativo de não união com a fixação primária da placa em comparação com o tratamento conservador.

Em 2007, a Sociedade Canadiana de Traumatologia Ortopédica referiu que o tratamento operatório com fixação de placas resultava em melhores resultados funcionais e em menores taxas de má união e de não união. Ocorreram complicações em 23 (37%) de 62 doentes com fracturas deslocadas da clavícula tratados operativamente, em comparação com 31 (61%) de 49 doentes tratados não operativamente.

Existem vários métodos de tratamento das fracturas da parte média da clavícula, como a fixação intramedular com fio K ou pino de Steinman e a fixação com placa. Em particular, a fixação com placas pode ajudar a obter uma redução anatómica firme em fracturas deslocadas ou cominutivas. Existem várias placas, incluindo placas de Sherman, placas de compressão dinâmica e placas de reconstrução.

Atualmente, estão disponíveis placas anatómicas de clavícula bloqueadas que se adaptam ao contorno da clavícula e ao padrão de fratura para obter uma fixação firme. As vantagens destas placas incluem uma fixação forte devido ao bloqueio entre o parafuso e a placa e a preservação do fornecimento de sangue devido ao contacto mínimo entre a placa e o osso cortical.

Este estudo avalia os resultados clínicos e radiológicos das placas anatómicas de bloqueio da clavícula utilizadas no tratamento das fracturas da clavícula e a sua comparação com estudos anteriores.

<u>**REVISÃO DA LITERATURA:**</u>

Vários estudos sobre os resultados das fracturas deslocadas da clavícula tratadas com placas de clavícula:

- Fixação operatória de uma fratura da clavícula média deslocada com placa (KUMJ)

(Um estudo de 20 pacientes) 2011:

Dhoju D., Shreshtha D., Purajuli N.

RESULTADO: Foram avaliados 20 pacientes, sendo 16 do sexo masculino e 4 do sexo feminino. A idade média dos pacientes foi de 31,5 anos com DP 11,5 anos (variação 15-60 anos) e 5 pacientes (25%) tinham lesões associadas. Todas as fracturas uniram-se em 16 semanas ou menos, em posição quase anatómica, com uma média de 11 semanas, e houve complicações em 2 (5%) doentes, uma infeção profunda e um ombro congelado, que recuperou bem com o tratamento subsequente. Não se registaram casos de não união ou de falha do implante. A pontuação média do DASH foi de 41 e a pontuação de Constant foi de 97,45 no seguimento de um ano e os doentes estavam relativamente satisfeitos com o tratamento. A indicação mais comum (25%) para a remoção do hardware foi a idade jovem do doente, a proeminência do hardware e o desconforto ocasional.

CONCLUSÃO: Esta série mostra que a fratura deslocada da clavícula média pode ser tratada de forma óptima com fixação **operatória**, implantando a placa de reconstrução na superfície superior com seis compras corticais de cada lado e fisioterapia supervisionada para obter uma mobilização precoce do ombro.

•   Tratamento não operatório comparado com a fixação com placa de fracturas deslocadas da clavícula média, um ensaio de controlo aleatório multicêntrico (Sociedade Canadiana de Trauma Ortopédico (um estudo de 132 pacientes):

RESULTADO:

As pontuações Constant e DASH melhoraram significativamente no grupo operado.

O tempo médio para a união radiográfica no grupo operado foi de 28,4 semanas, em comparação com 16,4 semanas no grupo não operado.

Ocorreram complicações em 37% dos doentes tratados por via operatória em comparação com 61% tratados por via não operatória.

CONCLUSÃO: O tratamento operatório com fixação de placas resultou em melhores resultados funcionais e menores complicações.

- **Tratamento operatório versus não operatório das fracturas da clavícula média em adolescentes:**

Vander have KL, Perdue AM, Caird MS, Farley FA (Departamento de cirurgia ortopédica, Universidade de Michigan, Ann Arbor, 2000-08)

RESULTADO: O tempo médio para a consolidação radiográfica foi de 8,7 semanas no grupo não operado em comparação com 7,4 semanas no grupo operado.

O tempo médio de regresso às actividades foi de 16 semanas no grupo não operado e de 12 semanas no grupo operado.

CONCLUSÃO: Os doentes tratados com tratamento operatório tiveram uma consolidação da fratura e um regresso às actividades diárias mais rápidos do que os doentes não tratados com tratamento operatório.

- **Resultados do tratamento operatório de fracturas do eixo médio da clavícula com placa de reconstrução (um estudo de 41 pacientes):** Chon Hyu Cho, Kyon Son Sung, ByongHooman

Resultado: O tempo médio de consolidação foi de 14,6 semanas no grupo da placa de reconstrução em comparação com 13,2 semanas no grupo da reconstrução LCP (p > 0,05). A pontuação média no Quick DASH foi de 33,85 pontos no grupo da placa de reconstrução em comparação com 34,81 pontos no grupo da reconstrução LCP (p > 0,05). As complicações da placa de reconstrução foram cicatrizes hipertróficas em 2 casos, ombro doloroso em 2 casos, limitação do movimento do ombro em 2 casos e afrouxamento do parafuso em 3 casos. Além disso, as complicações no grupo de reconstrução com LCP foram cicatrizes hipertróficas em 4 casos, ombro doloroso em 1 caso e limitação do movimento do ombro em 1 caso (p > 0,05).

Conclusão: Este estudo mostrou resultados radiológicos e clínicos satisfatórios em ambos os grupos. Em geral, o tratamento operatório com uma placa de reconstrução ou LCP de reconstrução para fracturas da diáfise da clavícula pode ser utilizado para obter uma fixação estável.

• Resultados da colocação de placas em fracturas recentes da clavícula média deslocada:

SantoshVenkatraman,CheeplanSivaji (Southand Hospital Essex)

RESULTADO: Os doentes tratados operativamente com placa de reconstrução tiveram um tempo médio de consolidação de 12 semanas com uma pontuação média de Dash: 49 e uma pontuação CONSTANT: 89, regressando às actividades diárias após 12 semanas, com complicações em 23% dos doentes, em comparação com os doentes tratados não operativamente, que tiveram um tempo médio de consolidação de 18 semanas com uma pontuação média de DASH: 55 e uma pontuação Constant: 92, regressando às actividades após 18 semanas e 77% tiveram complicações.

CONCLUSÃO: Os doentes tratados cirurgicamente tiveram melhor resultado funcional, com recuperação mais rápida e menos complicações do que os tratados de forma não operatória.

- Fixação com placa das fracturas do terço médio da clavícula no atleta semi-profissional (estudo de 39 atletas, 1995-2003): Olivier VERBORGT, Kathleen PITTOORS, Francis VAN GLABBEEK, Geert DECLERCQ, Rudy NUYTS, Johan SOMVILLE

Do Hospital Universitário de Antuérpia, Edegem, e do Hospital OLV Middelares, Deurne, Bélgica

RESULTADO: Com 6 semanas de pós-operatórioEscore constante (máx. 100 pontos, média): 88Mean Dash Score:45Dor (0 = sem dor, 10 = dor intensa) :3(média)Regresso ao desporto (média) :45 dias, Taxa de satisfação :92%,Taxa de união (às 18 semanas) :90%,Tempo médio de união :12 semanas, Complicações :Infeção da ferida 18%,Refractura 5%,Não união 5%,Sintomas neurológicos 7%

CONCLUSÃO: A redução aberta e a fixação interna rígida podem ser uma opção valiosa no tratamento agudo das fracturas do terço médio da clavícula nos atletas semi-profissionais.

COMPARAÇÃO ENTRE O TRATAMENTO CONSERVADOR E O TRATAMENTO CIRÚRGICO DAS FRACTURAS DO TERÇO MÉDIO DA CLAVÍCULA: RESULTADO DE 151 CASOS

DANIILIDIS K, RASCHKE MJ, VOGT B, HERBORT M, SCHLIEMANN B, GÜNTHER N, KOESTERS C, FUCHS T.

DEPARTAMENTO DE CIRURGIA ORTOPÉDICA, ANNASTIFT HANNOVER (ESCOLA MÉDICA DE HANNOVER; MHH), HANNOVER, ALEMANHA

RESULTADO: A média da pontuação DASH foi de 47 e a pontuação de Constant foi de 91,7 no grupo cirúrgico. O grupo conservador obteve um escore DASH de 51 e um escore Constant de 88,1. As pontuações clínicas mostraram uma superioridade significativa para o benefício do tratamento cirúrgico para a pontuação DASH (p=0,037) e Constant (p=0,036). No total, nove pacientes tiveram uma não-união no grupo conservador e seis uma falha de hardware no grupo cirúrgico, que foram revistos.

CONCLUSÃO: Ambas as modalidades terapêuticas demonstraram uma eficácia comparável. Para os doentes activos e mais jovens, preferimos o tratamento cirúrgico devido ao curto período de reabilitação, ao regresso às actividades desportivas e à elevada taxa de não-união após o tratamento conservador.

TRATAMENTO AGUDO DAS FRACTURAS DA CLAVÍCULA - ESTUDO DOS RESULTADOS FUNCIONAIS A LONGO PRAZO

BYRON CHALIDIS, NICK SACHINIS, EFTHIMIOS SAMOLADAS, CHRISTOS DIMITRIOU,CHRISTODOULOU, JOHN POURNARAS

RESULTADO: De um total de 139 pacientes incluídos neste estudo, 105 (75,5%) eram homens e 34 (24,5%) mulheres. A média de idade foi de 39,3 ± 15,2 anos (variação: 18 a 74). A fratura apresentou uma maior prevalência em idades mais jovens entre os homens e em idades mais avançadas entre as mulheres. A fratura da clavícula foi causada por queda em 55 doentes (39,6%), acidente de viação em 37 doentes (26,6%), colisão de moto em 27 doentes (19,4%), acidente de bicicleta em 10 doentes (7,2%) e lesão desportiva em 10 doentes (7,2%). O acidente de viação (automóvel, bicicleta ou velocípede) foi o principal mecanismo de lesão nos homens (66/105 = 62,9% dos homens), enquanto nas mulheres a queda foi responsável pela maioria das fracturas (23/34 mulheres = 67,6%). Foram encontradas lesões coexistentes em 18 (12,9%) doentes. As fracturas das costelas foram as lesões associadas mais comuns (5 doentes), complicadas por pneumotórax em 2 casos e hemotórax em 1 caso (tabela I).

De acordo com a classificação de Allman, as fracturas localizavam-se no terço medial da clavícula em 9 (6,5%) doentes, no terço médio em 91 (65,4%) doentes e no terço lateral em 39 (28,1%) doentes. Não foi registada nenhuma lesão vascular grave. Foi registada uma lesão transitória do plexo braquial ou neural em 7 (5%) doentes, todos eles com resolução completa dos sintomas neurológicos na última consulta de seguimento. A fratura foi tratada de forma conservadora em 128 casos. O tempo médio de consolidação foi de 19,6 semanas. No final, 124 (96,9%) fracturas consolidaram e 4 (3,1%) não consolidaram. Este último grupo incluía 3 doentes com uma fratura do terço lateral da clavícula e um doente com uma fratura diafisária. Não se registaram diferenças significativas entre a imobilização com funda e com ligadura em forma de oito no que respeita ao tempo de consolidação e à taxa de consolidação global (p > 0,05). O tratamento operatório foi aplicado principalmente nos restantes 11 doentes e nos 4 casos de não consolidação após tratamento conservador. A evolução pós-operatória e a consolidação óssea decorreram sem intercorrências em 12 destas 15 fracturas. Em 2 casos, a Fricção do terço lateral da fratura da clavícula levou à migração do fio K e a uma reoperação. O último caso - uma fratura da diáfise média da clavícula - terminou com não união e quebra da placa após a ORIF. Apesar da consolidação da fratura, cerca de um terço dos doentes (44 doentes = 31,7%) referiu um ligeiro desconforto doloroso durante as actividades de sobrecarga. A pontuação média de Constant e Murley foi de 88 (variação de 72-100). Os doentes politraumatizados apresentaram resultados inferiores em comparação com os doentes com uma fratura isolada (p =0,044). Não foi encontrada associação entre a localização da fratura e o resultado clínico (p > 0,05).

CONCLUSÃO: A taxa de satisfação dos doentes após uma fratura da clavícula é relativamente elevada, apesar do risco de não união da fratura e da possibilidade de complicações decorrentes do tratamento selecionado. As lesões concomitantes graves parecem afetar negativamente o resultado funcional, enquanto a localização da fratura e o tipo de imobilização não têm impacto no resultado final.

ANATOMIA CIRÚRGICA

A clavícula constitui a parte anterior da cintura escapular. É um osso em forma de S, situado quase horizontalmente na parte superior e anterior do tórax, imediatamente acima da primeira costela. Articula-se medialmente com o manúbrio esternal e lateralmente com o acrómio da omoplata. Apresenta uma dupla curvatura, sendo a convexidade dirigida para a frente na extremidade esternal e a concavidade na extremidade escapular. O seu terço lateral é achatado de cima para baixo, enquanto os seus dois terços mediais são arredondados ou prismáticos.

Peculiaridades-

1.   É o único osso que se encontra na horizontal.

2.   É subcutânea em toda a sua extensão.

3.   É o primeiro osso a começar a ossificar.

4.   É o único osso longo que se ossifica numa membrana.

5.   É o único osso longo que possui dois centros primários de ossificação.

Estrutura - A clavícula é constituída por tecido esponjoso, envolvido por uma camada compacta, que é muito mais espessa na parte intermédia do que nas extremidades do osso.

Ligações na clavícula:

Terço lateral - O terço lateral tem duas superfícies, uma superior e outra inferior, e duas margens, uma anterior e outra posterior.

Superfícies - A superfície superior é plana, rugosa e marcada por impressões para as fixações do Deltoide à frente e do Trapézio atrás; entre estas impressões, uma pequena porção do osso é subcutânea. A superfície inferior é plana. No seu bordo posterior, perto do ponto em que a parte prismática se junta à parte achatada, encontra-se uma eminência rugosa, a tuberosidade coracoide (*tubérculo conoide*); esta, na posição natural do osso, ultrapassa o processo coracoide da omoplata e dá fixação ao ligamento conoide. A partir desta tuberosidade, uma crista oblíqua, a crista trapezoidal, corre para a frente e para o lado e liga-se ao ligamento trapezoidal.

Fronteiras: A borda anterior é côncava, fina e áspera, e dá fixação ao Deltoide. O bordo posterior é convexo, áspero, mais espesso do que o anterior, e liga-se ao trapézio.

Dois terços mediais: Os dois terços mediais constituem a porção prismática do osso, que é curvada de modo a ser convexa na frente e côncava atrás, e é marcada por três bordas, separando três superfícies.

Superfícies: A superfície anterior está compreendida entre as bordas superior e anterior. A sua parte lateral está voltada para cima e é contínua com a superfície superior da porção achatada; é lisa, convexa e quase subcutânea, sendo coberta apenas pelo platisma. Medialmente, é dividido por uma área subcutânea estreita em duas partes: uma inferior, de forma elíptica e dirigida para a frente, para a fixação do Peitoral Maior; e uma superior para a fixação do Esternocleidomastóideo.

A superfície posterior é lisa e está voltada para trás, em direção à raiz do pescoço. É limitada, acima, pela borda superior; abaixo, pela borda subclávia; medialmente, pela margem da extremidade esternal; e lateralmente, pela tuberosidade coracoide. É côncava medio-lateralmente e está em relação, pela sua parte inferior, com os vasos transversos da escápula. Esta superfície, na junção das curvas do osso, está também em relação com os nervos do plexo braquial e os vasos subclávios. Junto à extremidade esternal, liga-se a uma parte do esterno-hióideo e apresenta, junto ao meio, um forame oblíquo dirigido lateralmente, que transmite a principal artéria nutritiva do osso.

Por vezes, existem dois forames na superfície posterior, ou um na superfície posterior e outro na superfície inferior. A superfície inferior ou subclávia é delimitada, à frente, pelo bordo anterior e, atrás, pelo bordo subclávio. É mais estreita medialmente, mas aumenta gradualmente de largura lateralmente, e é contínua com a superfície inferior da parte plana. Na sua parte medial existe uma superfície rugosa larga, a tuberosidade costal (*impressão romboide*), com um pouco mais de 2 cm de comprimento, para a fixação do ligamento costoclavicular. O resto desta superfície é ocupado por um sulco, que dá fixação ao subclávio; a fáscia coracoclavicular, que se divide para envolver o músculo, está ligada às margens do sulco. Não raro, este sulco é subdividido longitudinalmente por uma linha que se liga ao septo intermuscular do subclávio.

Right Clavicle - Muscle Attachments

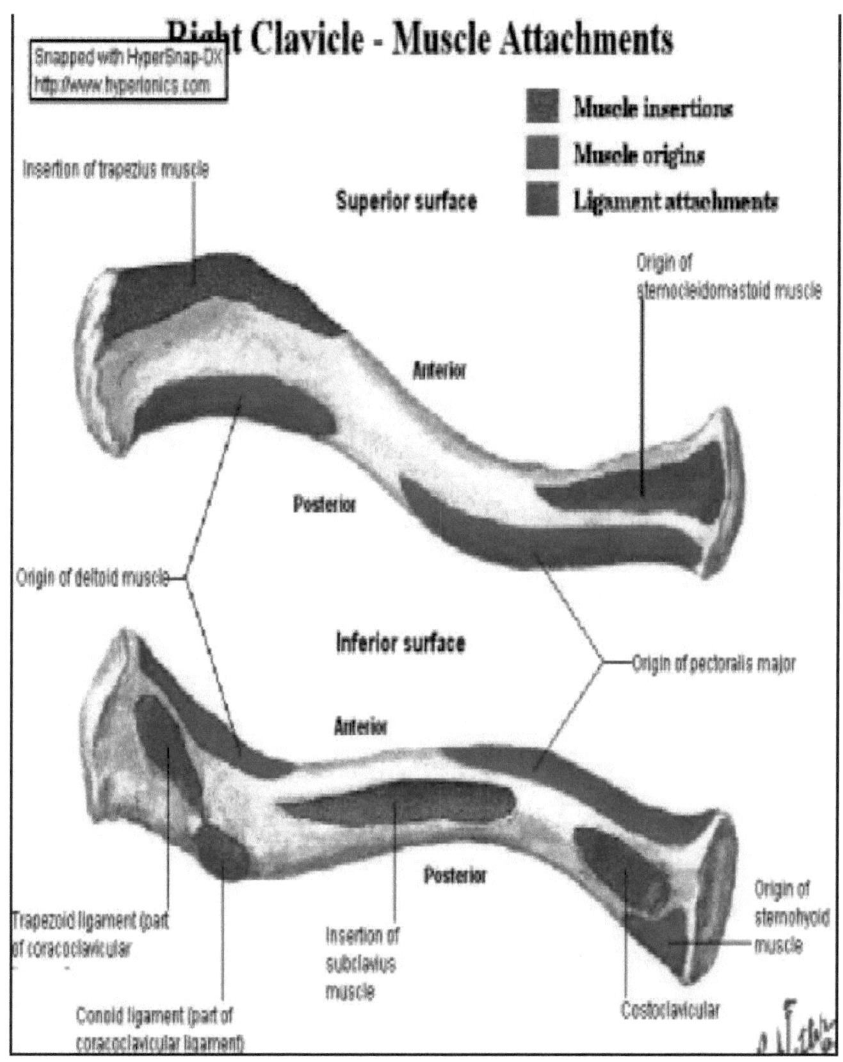

Limites - O limite anterior é contínuo com a margem anterior da parte plana. A sua parte lateral é lisa e corresponde ao intervalo entre as inserções do Peitoral maior e do Deltoide; a sua parte medial forma o limite inferior de uma superfície elíptica para a inserção da porção clavicular do Peitoral maior e aproxima-se do bordo posterior do osso. O bordo superior é contínuo com a margem posterior da porção plana e separa a superfície anterior da posterior. Lisa e arredondada lateralmente, torna-se rugosa em direção ao terço medial para a fixação do esternocleidomastóideo e termina no ângulo superior da extremidade esternal. O bordo posterior ou subclávio separa a superfície posterior da inferior e estende-se desde a tuberosidade coracoide até à tuberosidade costal; forma o limite posterior do sulco para o subclávio e liga-se a uma camada de fáscia cervical que envolve o omohióide.

Extremidade esternal (*extremitassternalis; extremidade interna*) - A extremidade esternal da clavícula é de forma triangular, dirigida medialmente para a frente e um pouco para baixo e para a frente; apresenta uma faceta articular, côncava de antes para trás, convexa de cima para baixo, que se articula com o manúbrio esternal através da intervenção de um disco articular. A parte inferior da faceta é continuada na superfície inferior do osso como uma pequena área semi-oval para articulação com a cartilagem da primeira costela. A circunferência da superfície articular é rugosa, para a fixação de numerosos ligamentos; o ângulo superior permite a fixação do disco articular.

Extremidade acromial (*extremitasacromialis; extremidade externa*): A extremidade acromial apresenta uma superfície oval, pequena e achatada, dirigida obliquamente para baixo, para articulação com o acrómio da omoplata. A circunferência da faceta articular é rugosa, especialmente acima, para a fixação dos ligamentos acromioclaviculares.

Nas mulheres, a clavícula é geralmente mais curta, mais fina, menos curva e mais lisa do que nos homens. Nas pessoas que efectuam trabalhos manuais consideráveis, torna-se mais espessa e mais curva, e as suas cristas para fixação muscular são proeminentemente marcadas.

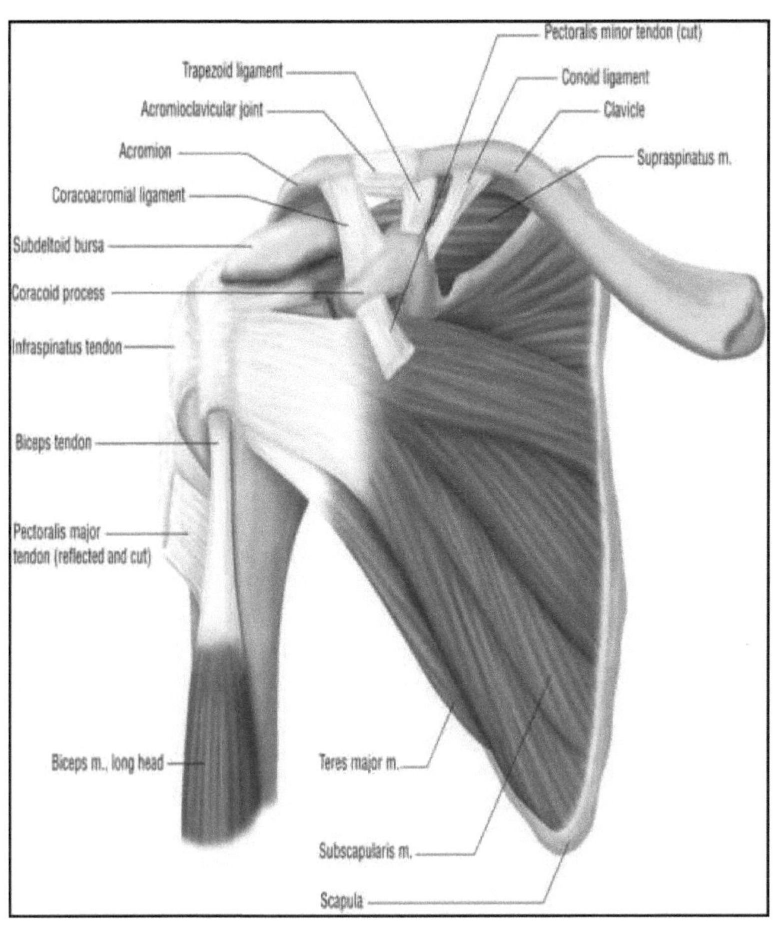

Pectoralis minor tendon (cut)
Trapezoid ligament
Conoid ligament
Acromioclavicular joint
Clavicle
Acromion
Supraspinatus m.
Coracoacromial ligament
Subdeltoid bursa
Coracoid process
Infraspinatus tendon
Biceps tendon
Pectoralis major tendon (reflected and cut)
Biceps m., long head
Teres major m.
Subscapularis m.
Scapula

Músculos ligados à clavícula:

Músculo	Origem	Inserção	Fornecimento de nervos	Ação
Deltoide	1. Um terço lateral da clavícula 2. Acrómio 3. Coluna vertebral da escápula	Tuberosidade do deltoide na diáfise do úmero	Axilar (C 5,6)	Porção anterior - flexiona, medialmente roda o ombro Porção média - abduz o ombro Porção posterior - estende, roda lateralmente o ombro
Trapézio	1. Protuberância occipital externa 2. Lig .nuchae 3. Coluna cervical e torácica inferior	1. Lat. 1/3 da clavícula (superior) 2. Acromion (meio) 3. Coluna vertebral da escápula (inferior)	Porção espinal do nervo craniano XI	Retracções e rotações ascendentes escápula
Peitoral maior	1. 1/2 medial da clavícula 2. Esterno, cartilagens costais das costelas 2-6	Lábio lateral do sulco bicipital (também chamado sulco intertubercular)	Nervos peitorais lateral e medial (C6-T1)	1. Adução, flexão, rotação medial do ombro 2. Adução horizontal 3. Protracção da escápula
Esternocleido mastoideu	1. 1/3 medial da superfície superior da clavícula 2. Parte superolateral do manúbrio esternal	1. Superfície lateral do processo mastoide 2. Linha nucal superior do occipital	Nervo acessório da coluna vertebral	1. Quando um músculo se contrai - Vira o queixo para o lado oposto 2. Quando ambos os músculos se contraemPuxar a cabeça para a frente e para baixo

Anatomia neurovascular - A veia subclávia corre diretamente abaixo do músculo subclávio e acima da primeira costela. Posteriormente encontra-se a artéria subclávia e o plexo braquial separados da veia e da clavícula por uma camada adicional de músculo escaleno anterior medialmente. O plexo está mais próximo da clavícula na parte média, onde é necessário ter o maior cuidado para não violar o espaço subclavicular com brocas, parafusos ou instrumentos.

O nervo supraclavicular origina-se das raízes cervicais C3 e C4 e sai de um tronco comum atrás da borda posterior do esternocleidomastóideo. Existem tipicamente três ramos principais (anterior, médio e posterior) que cruzam a clavícula superficialmente de medial para lateral e estão em risco durante as abordagens cirúrgicas.

Sangue: O forame nutritivo transmite um ramo da artéria supraescapular, que é um ramo da artéria axilar.

Ossificação: A clavícula começa a ossificar antes de qualquer outro osso do corpo; é ossificada a partir de três centros - dois centros primários, um medial e um lateral, para o corpo, que aparecem durante a quinta ou sexta semana de vida fetal; e um centro secundário para a extremidade esternal, que aparece por volta do décimo oitavo ou vigésimo ano e se une ao resto do osso por volta do vigésimo quinto ano.

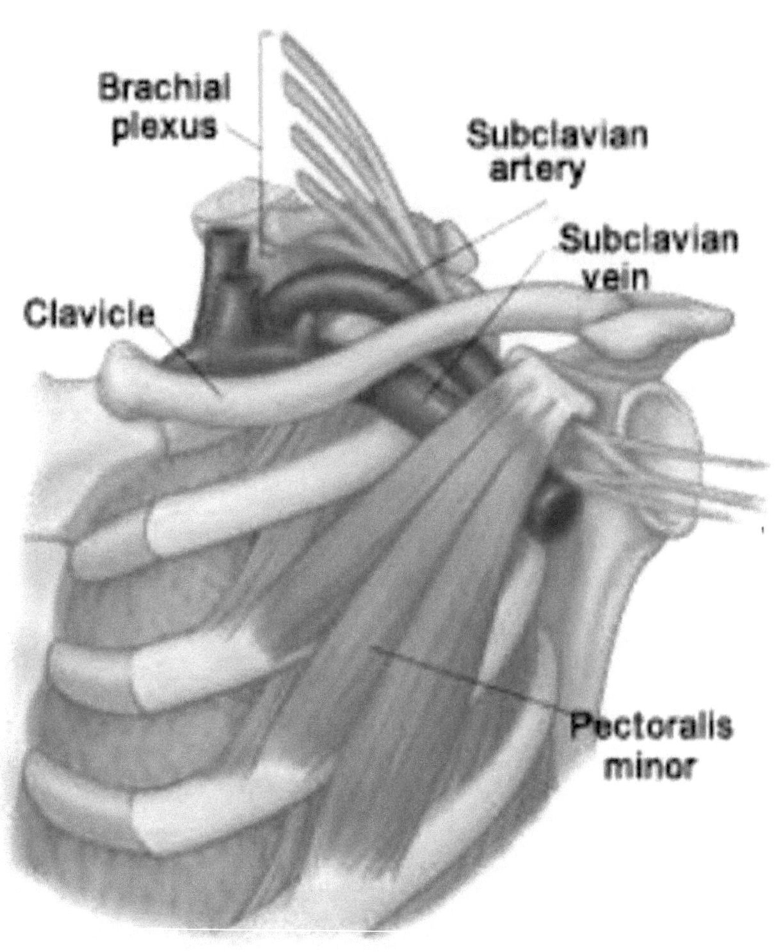

Brachial
plexus
Subclavian
artery
Subclavian
vein
Clavicle
Pectoralis
minor

CLASSIFICAÇÃO DAS FRACTURAS DA CLAVÍCULA
ALLMAN'S CLASSIFICAÇÃO
Tipo 1: fratura do terço médio da clavícula (80%)
Tipo 2: Fratura do terço distal da clavícula (15%)
Tipo 3: Fratura do terço medial da clavícula (5%)

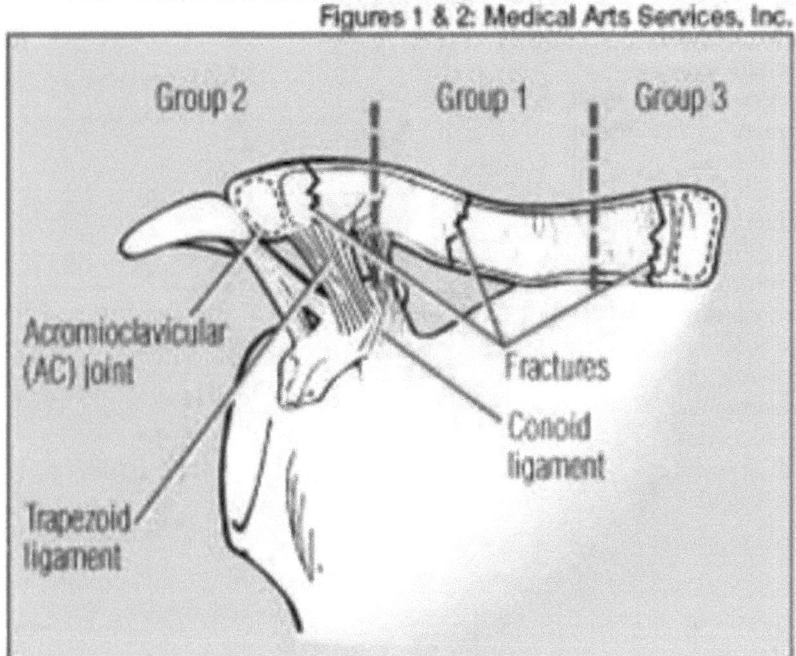

<u>CLASSIFICAÇÃO DE ROBINSON</u>
Tipo 1: Fracturas do 1/5 medial da clavícula
a.   Não deslocado
a1. Extra-articulares
a2. Intra-articular
b.   Deslocados
b1. Extra-articulares
b2. Intra-articular
Tipo 2: Fracturas da clavícula 3/5 média
a.   Fracturas de alinhamento cortical
a1. Não deslocado
a2. Angulado
b.   Fracturas deslocadas
b1.   Cominuição simples em cunha
b2.   Multifragmentar, segmentar
Tipo 3: Fracturas laterais de 1/5 da clavícula
a.   Não deslocado
a1. Extra-articular
a2. Intra-articular
b.   Deslocados
b1. Extra-articulares
b2. Intra-articular

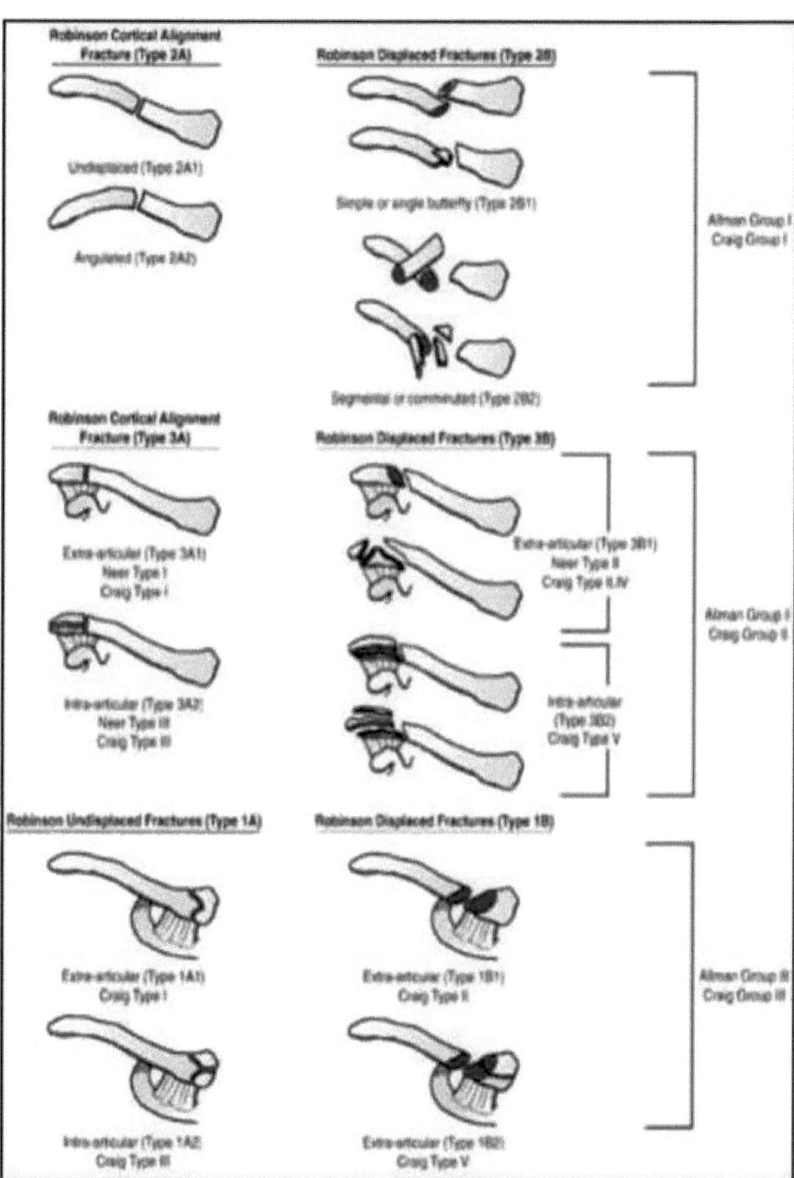

Robinson Cortical Alignment Fracture (Type 2A)
Undisplaced (Type 2A1)
Angulated (Type 2A2)
Robinson Displaced Fractures (Type 2B)
Simple or angle butterfly (Type 2B1)
Segmental or comminuted (Type 2B2)
Robinson Cortical Alignment Fracture (Type 3A)
Extra-articular (Type 3A1)
Neer Type 1
Craig Type I
Intra-articular (Type 3A2)
Neer Type III
Craig Type III
Robinson Displaced Fractures (Type 3B)
Extra-articular (Type 3B1)
Neer Type II
Craig Type II,IV
Intra-articular (Type 3B2)
Craig Type V
Robinson Undisplaced Fractures (Type 1A)
Extra-articular (Type 1A1)
Craig Type I
Intra-articular (Type 1A2)
Craig Type III
Robinson Displaced Fractures (Type 1B)
Extra-articular (Type 1B1)
Craig Type II
Extra-articular (Type 1B2)
Craig Type V
Altman Group I
Craig Group I
Altman Group II
Craig Group II
Altman Group III
Craig Group III

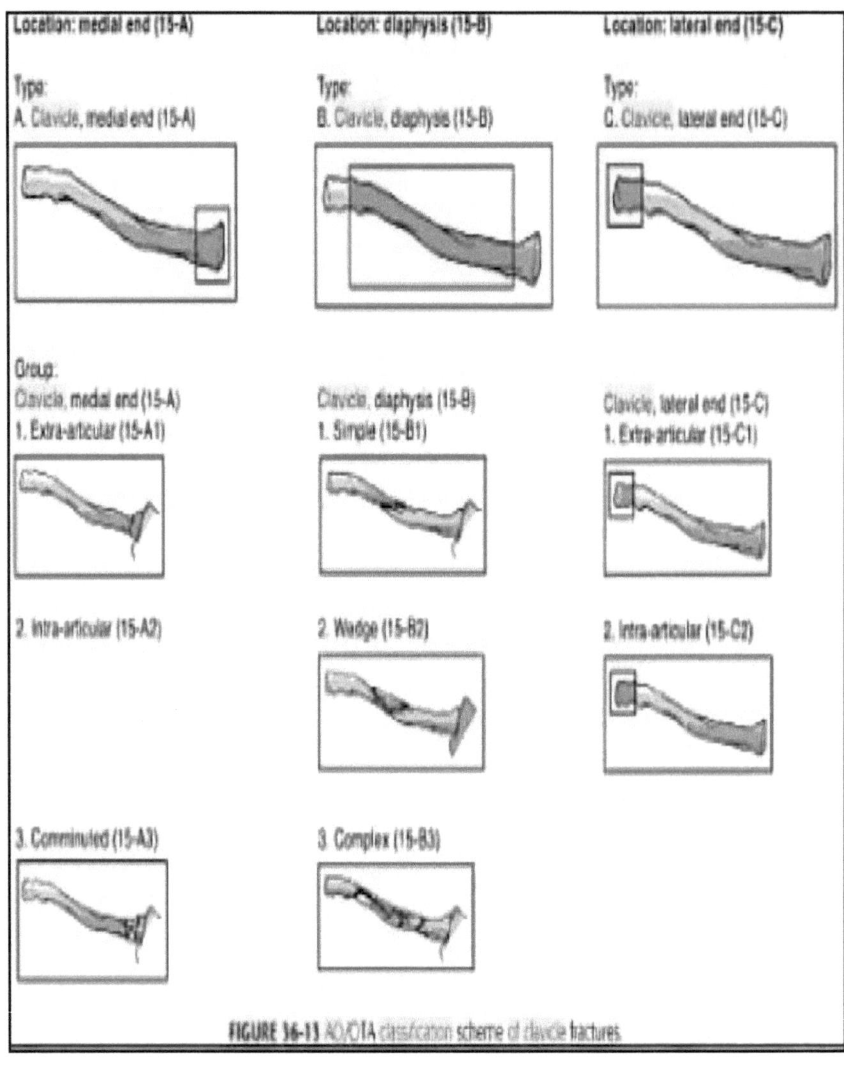

FIGURE 36-13 AO/OTA classification scheme of clavicle fractures.

<u>**CLASSIFICAÇÃO DE CRAIG-**</u>
GRUPO I - Fracturas do terço médio (80%)

GRUPO II - Fracturas do terço distal (15%)

- Tipo I - Minimamente deslocado / interligado

- Tipo II - Fracturas   deslocadas   , fratura medial ao
ligamentos coracoclaviculares

- IIA- Ambos os ligamentos (conoide e trapezoidal) ligados à parte distal do
fragmento

- IIB - Conoide rasgado, trapézio ligado ao fragmento distal

- Tipo III - Fracturas que envolvem a superfície articular

- Tipo IV - ligamentos coracoclaviculares intactos ligados à manga periosteal e
fragmento proximal deslocado

- Tipo V - Cominutivo

GRUPO III - Fratura do terço proximal (5%)

- TipoI - Deslocação mínimaD

- Tipo II -   Deslocado

- TipoIII -   Intra-articular

- Tipo IV -   Separação epifisária

- Tipo V -   Cominuído

BIOMECÂNICA

A anatomia da articulação do ombro permite uma maior mobilidade do que qualquer outra articulação do corpo. Embora seja frequentemente descrita como uma articulação esférica, a grande cabeça do úmero articula-se contra e não dentro da pequena cavidade glenoide. Não existe estabilidade inerente. A articulação glenoumeral depende dos estabilizadores estáticos e dinâmicos para o movimento e a estabilidade, especialmente os componentes da coifa dos rotadores, que não só estabilizam a articulação glenoumeral, permitindo grande liberdade de movimento, mas também fixam o fulcro da extremidade superior contra o qual o deltoide pode contrair e elevar o úmero. As unidades do manguito musculotendíneo devem, no entanto, atuar simultaneamente e em sinergia com o músculo deltoide para uma função normal. A restauração da anatomia glenoumeral para o mais próximo possível do normal é essencial para um bom resultado funcional.

Estudos anatómicos realizados por Jobe e Iannotti, Soslowsky et al., Kronberg et al., Pearel e Volk, Kronberg et al., Iannotti et al., entre outros, definiram ainda mais a geometria umeral e sugeriram aplicações no desenho de próteses de artroplastia do ombro e em técnicas cirúrgicas. A superfície articular da cabeça do úmero é essencialmente esférica, com um arco de aproximadamente 160 graus coberto por cartilagem articular. O raio de curvatura é de aproximadamente 25 mm e é ligeiramente maior nos homens do que nas mulheres. O raio de curvatura da superfície articular da glenoide é 2 a 3 mm maior do que o da cabeça umeral. O ângulo médio do colo do fémur é de 45 graus, com uma amplitude de 30 a 50 graus. Murthi et al. verificaram que os ombros artríticos têm um ângulo pescoço-eixo mais plano, próximo dos 50 graus. Os estudos de TC revelaram que a posição normal da superfície da glenoide em relação ao eixo do corpo da escápula variava entre 2 graus de anteversão e 7 graus de retroversão.

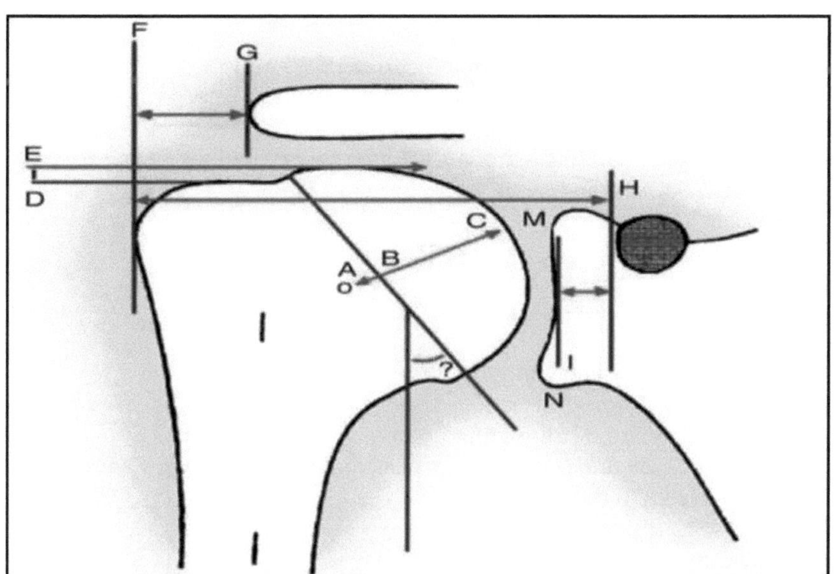

Relações glenoumerais normais. O desvio umeral é representado pela distância F a H, a espessura da cabeça umeral de B a C e o centro da cabeça umeral em C. Note a posição superior da cabeça umeral proximal à tuberosidade maior (D a E). A margem superior da superfície articular da cabeça do úmero é normalmente superior ao topo da tuberosidade maior em 8 a 10 mm; a manutenção desta relação é importante para o resultado funcional.

Características anatómicas do ombro
Diâmetro da glenoide - Antero-posterior superior 18-30 mm
Anteroposterior inferior 21-35 mm
Superoinferior (altura) 30-48 mm
Inclinação-Glenoide   Média 4,2 graus (-7 a 20 graus)
Cabeça do úmero 30-55 graus
Versão-Glenoide   1,5 graus de retroversão (10,5 a 9,5
graus de anteversão)
Cabeça do úmero 0-55 graus de retroversão
Área de superfície - Glenoide 4-6 mm
Cabeça do úmero 11-19 mm
Espessura da cartilagem - Glenoide 2,16 mm
Cabeça do úmero 1,44 mm
Raio de curvatura - Glenoide 22-28 mm
Cabeça do úmero 23-28 mm (mais pequena nas mulheres do que nos homens)
Desvio umeral -Medial (coronal) 4-14 mm
Posterior (transversal) -2 a 10 mm
Ângulo cabeça-eixo -30-55   graus

Biomecânica relacionada com a fratura da clavícula

A forma geral da clavícula é uma configuração em forma de S, constituída por convexidades anteromedial e posterolateral. Os centros de ossificação desenvolvem-se em ambas as extremidades do osso; o centro medial contribui até 80% do crescimento do comprimento do osso e o centro lateral, aproximadamente 20%. A clavícula fornece uma estrutura para as ligações musculares, protege as estruturas neurovasculares subjacentes, liga os esqueletos axial e apendicular e sincroniza o movimento entre as articulações esternoclavicular e glenoumeral. A clavícula estabiliza a articulação gleno-umeral no plano sagital, proporcionando um centro de rotação estável e eficiente para a articulação do ombro. O movimento suave do braço ocorre simultaneamente através das articulações recíprocas da cintura escapular, criando um "ritmo escapulo-umeral" harmonioso. A escápula e a clavícula convergem na articulação acromioclavicular e movem-se em sincronia durante o movimento do ombro. A articulação gleno-umeral move-se numa proporção de 2:1 em relação à articulação escapulotorácica e a clavícula roda, alonga-se relativamente e move-se num arco de 60° durante a elevação do ombro.

As análises baseadas na geometria da secção transversal e nas estimativas da rigidez à flexão e à torção mostraram que o terço médio da clavícula é a zona mais fraca do osso. A clavícula média é constituída principalmente por osso cortical tubular com uma área de contacto limitada para a consolidação da fratura.

O fragmento proximal é elevado pelo músculo esternocleidomastóideo e o fragmento distal é deslocado para baixo, para a frente e para dentro devido ao espasmo dos músculos peitoral maior, lattissimusdorsi e subescapular e às forças gravitacionais (peso do braço). A estabilidade e a função do ombro e a capacidade de posicionar a mão são afectadas. Pode ser necessária a redução e fixação cirúrgica da fratura para corrigir a deformidade do ombro e restaurar a estabilidade e a função e para controlar a dor.

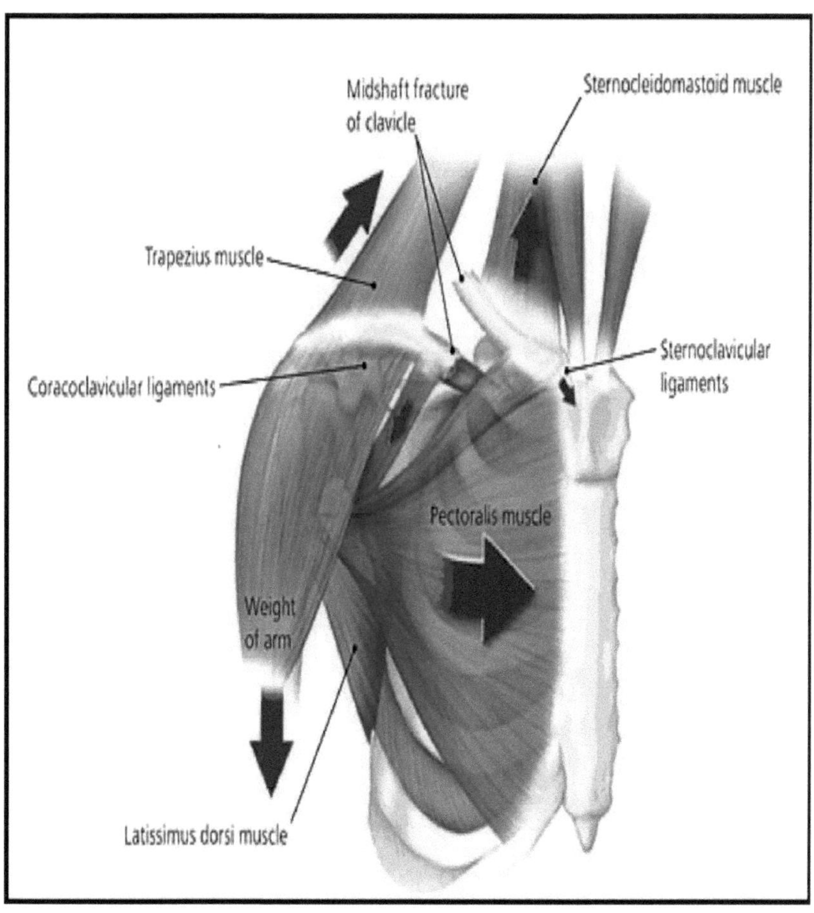

<u>**Princípio da placa de compressão dinâmica**</u>

Os orifícios dos parafusos na placa de compressão dinâmica de contacto limitado (LC-DCP) são melhor descritos como uma parte de um cilindro inclinado e angular. Como uma bola, a cabeça do parafuso desliza pelo ombro inclinado do cilindro Placa de compressão dinâmica de contacto limitado.

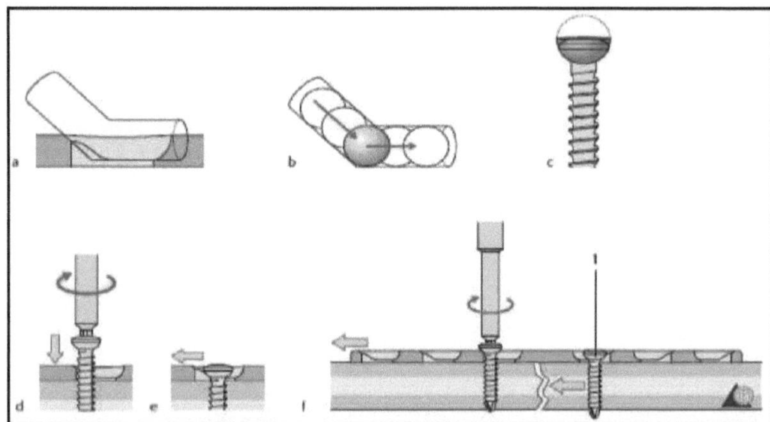

Princípio da compressão dinâmica: *aOs orifícios da placa têm a forma de um cilindro inclinado e transversal. B-Como uma bola, a cabeça do parafuso desliza pelo cilindro inclinado. D-eDevido à forma do orifício da placa, a placa é deslocada horizontalmente quando o parafuso é introduzido.FO movimento horizontal da cabeça, ao chocar contra o lado inclinado do orifício, resulta no movimento da placa e do fragmento de fratura já fixado à placa pelo primeiro parafuso (1). Isto leva à compressão da fratura.*

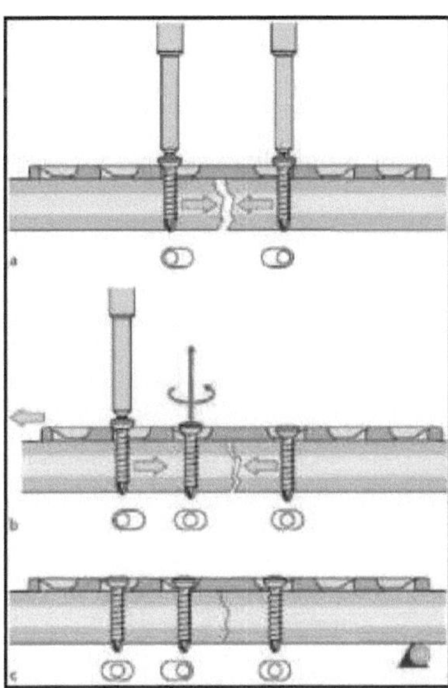

Após a inserção de um parafuso de compressão, só é possível inserir mais um parafuso com função de compressão no mesmo fragmento. O movimento da placa empurra o primeiro parafuso de compressão contra o lado do orifício do parafuso e impede o movimento posterior. Quando o segundo parafuso é apertado, o primeiro tem de ser desapertado para permitir que a placa deslize sobre o osso, após o que é novamente apertado.

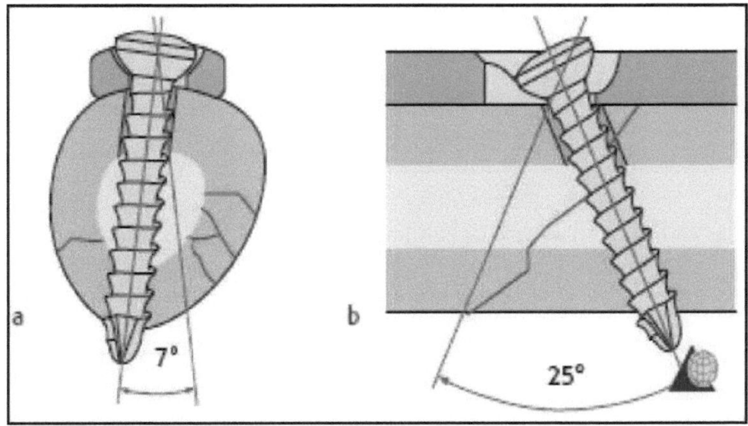

A forma dos furos do DCP permite uma inclinação dos parafusos de até 7° na direção transversal (a) e de 25° na direção longitudinal (b).

A forma oval dos furos permite uma inclinação de 25° dos parafusos no plano longitudinal e até 7° no plano transversal.

PRINCÍPIO DA PLACA DE COMPRESSÃO DE BLOQUEIO

O princípio da placa de compressão bloqueada (LCP) é representado pela combinação de duas tecnologias de ancoragem completamente diferentes e dos princípios da **osteossíntese de placa convencional** para redução anatómica direta e fixação interna com os da **placa de compressão dinâmica**, complementados pelos princípios dos **parafusos de bloqueio** e das **placas anatómicas pré-contornadas.**

MATERIAL E MÉTODOS

Este é um estudo observacional prospetivo de 20 casos de fratura da clavícula tratados por redução aberta e fixação interna com placa de compressão anatómica pré-contornada com parafusos, realizado no Departamento de Ortopedia, Sir SayajiraoGaekwad General Hospital & Medical College, Baroda, entre agosto de 2016 e julho de 2017, sob a orientação especializada do Dr. Yogesh C. Patel, Professor e Chefe de unidade, Departamento de Ortopedia, SSG Hospital, Vadodara. Um total de 20 casos foram operados, acompanhados e estudados.

> AVALIAÇÃO PRELIMINAR

- **Em caso de acidente**

Assim que o doente com fratura da clavícula deu entrada no Serviço de Urgência, foi feita a anamnese e realizados exames gerais e locais. Analgésicos imediatos e imobilização do membro afetado através da colocação de uma funda de colarinho.

1   .V.fluidos, Inj.T.T./Tetglob e antibióticos administrados de acordo com gravidade da lesão e lesões associadas.

- **Radiografias**

A radiografia do ombro com o braço é geralmente efectuada em antero-posterior, sendo preferível uma incidência cefálica de 20 graus para eliminar a sobreposição da caixa torácica e visualizar a clavícula em perfil. Foram efectuadas outras radiografias em função das lesões associadas.

Foi dada prioridade ao tratamento das lesões associadas, de acordo com a natureza da lesão.

Após o tratamento inicial e as investigações heamatológicas pré-operatórias de rotina, o paciente foi enviado para redução aberta e fixação interna com

Placa de compressão pré-contornada com parafusos. O plano operatório foi decidido de acordo com o padrão da fratura.

<u>**- Indicações :**</u>

Específico da fratura

1. Deslocamento >2cm

2. Encurtamento >2cm

3. Aumento da cominuição (>3fragmentos)

4. Fracturas segmentares

5. Fracturas abertas iminentes com compromisso dos tecidos moles

6. Deformidade clínica evidente

7. Mal posicionamento da omoplata e asa no exame inicial

Lesões associadas

1. Lesão vascular que requer reparação

2. Défice neurológico progressivo

3. Lesão/fratura ipsilateral da extremidade superior

4. Fracturas múltiplas ipsilaterais do membro superior

5. Ombro flutuante

6. Fracturas bilaterais da clavícula

Factores do doente

1. Politraumatismo com necessidade de suporte de peso precoce do membro superior/utilização do braço

2. Motivação do doente para um regresso rápido à função (por exemplo, desportistas de elite ou profissionais liberais)

> Contra-indicações:

- Infeção ou lesão cutânea no local da fratura

- Fracturas abertas de grau 3 da clavícula

- Fracturas em crianças

- Fracturas em mulheres grávidas

- Doentes clinicamente incapazes

- Fracturas patológicas

- Pacientes relutantes

> AVALIAÇÃO PRÉ-OPERATÓRIA

o   Análises sanguíneas de rotina

o   Avaliação radiológica

Em primeiro lugar, classificámos as fracturas de acordo com a classificação de Allman, de acordo com o pró-forma, e, em seguida, determinámos o tamanho da placa na radiografia da extremidade oposta, com base na radiografia, se a fratura era demasiado cominutiva ou com encurtamento. Depois de o doente estar apto para a cirurgia, do ponto de vista médico e anestésico, enviámo-lo para a cirurgia.

<u>Tipo de anestesia:</u>

Bloqueio local / Anestesia geral

CARRINHO DE INSTRUMENTOS

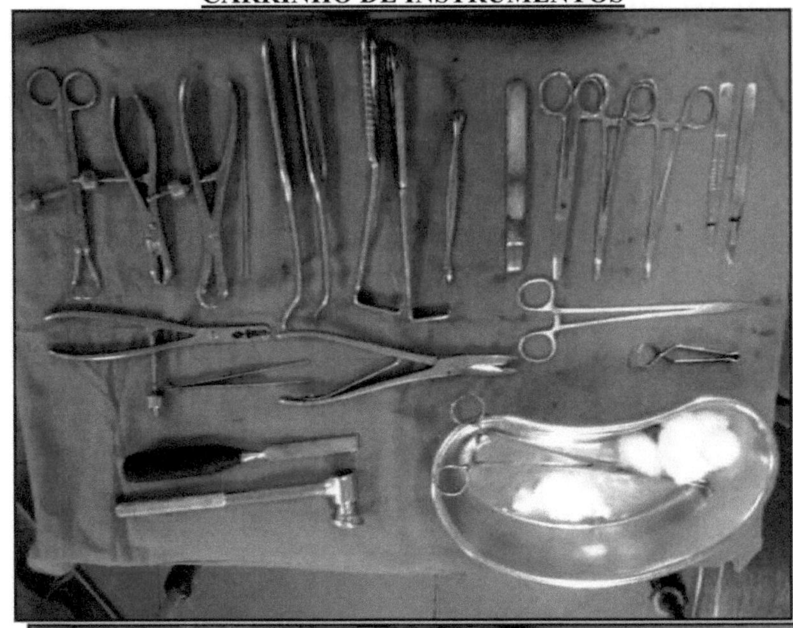

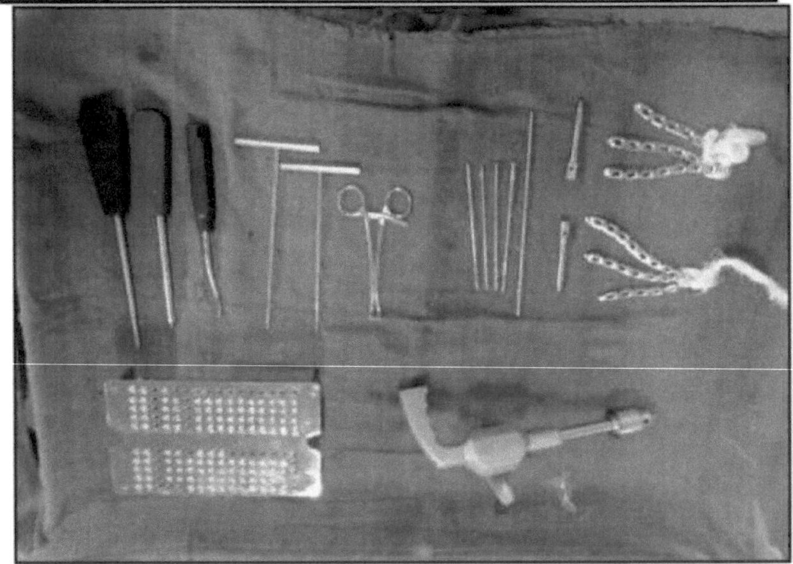

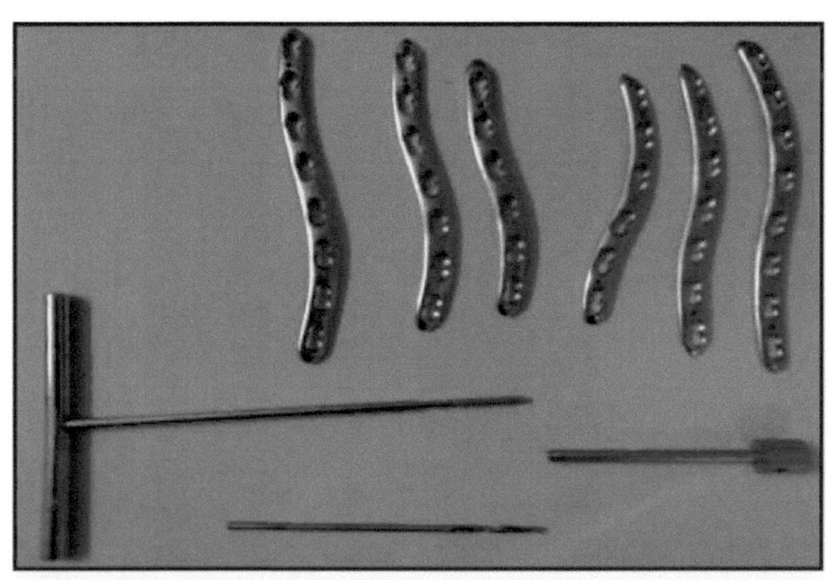

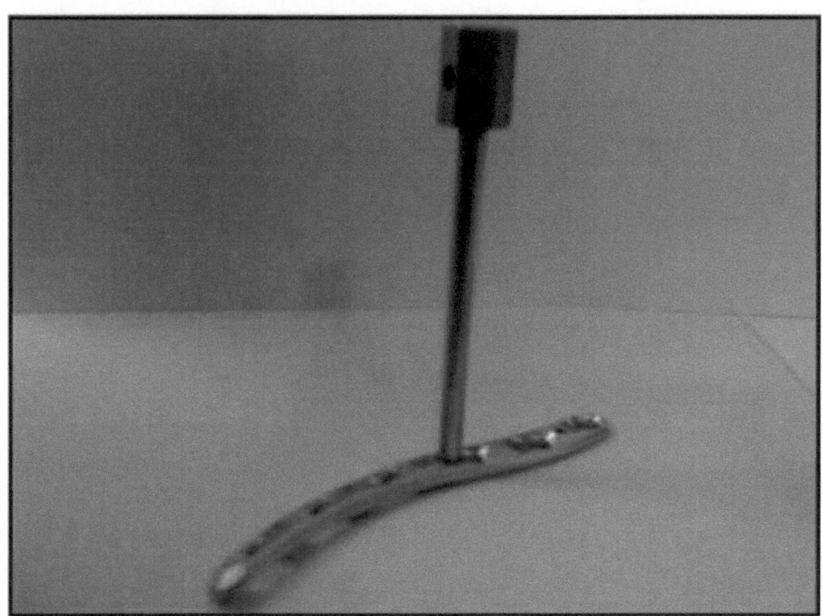

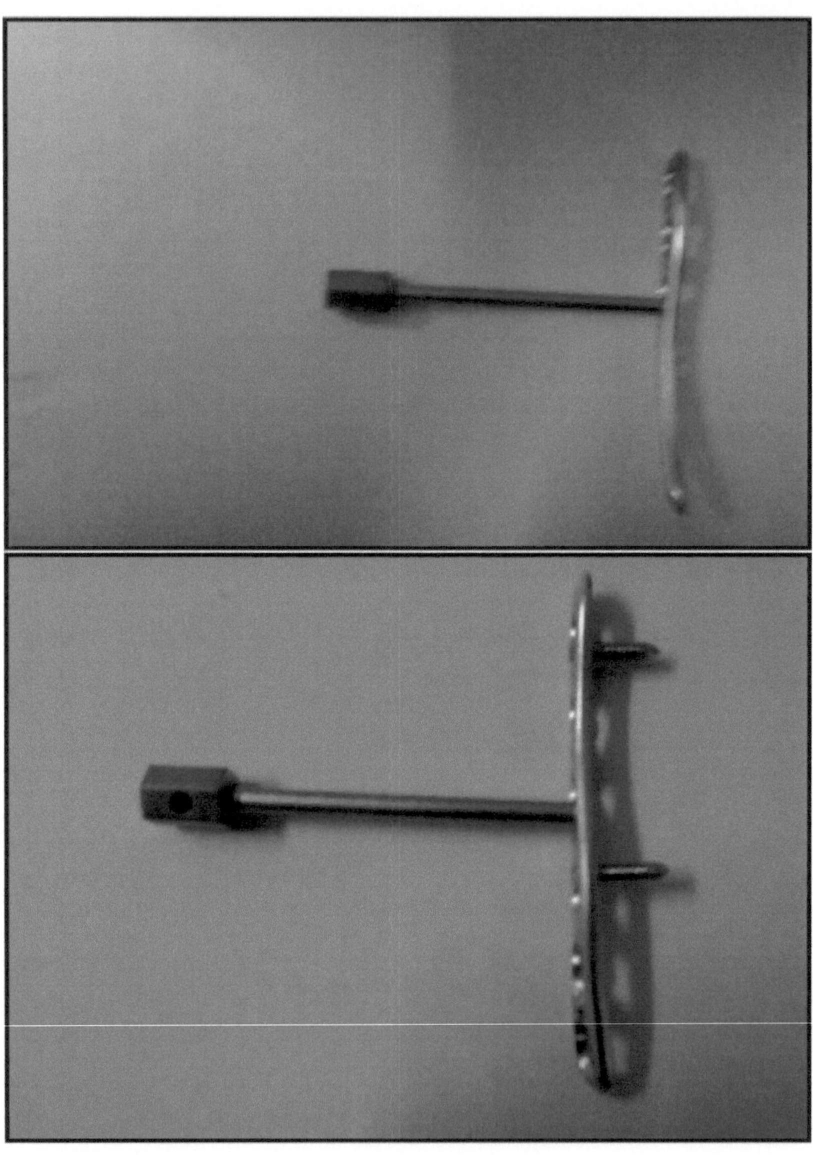

TÉCNICA OPERATÓRIA
- **Posição do doente**

Após a anestesia, o doente foi colocado na mesa de operações simples na posição semi-sentada de "cadeira de praia" com uma almofada na região inter-escapular, o que permite que o ombro desça para trás, ajudando a restaurar o comprimento e a aumentar a exposição da clavícula. As peças locais (incluindo o membro superior do mesmo lado) foram preparadas, pintadas e cobertas.

IMAGEM IITV PRÉ-OPERATÓRIA

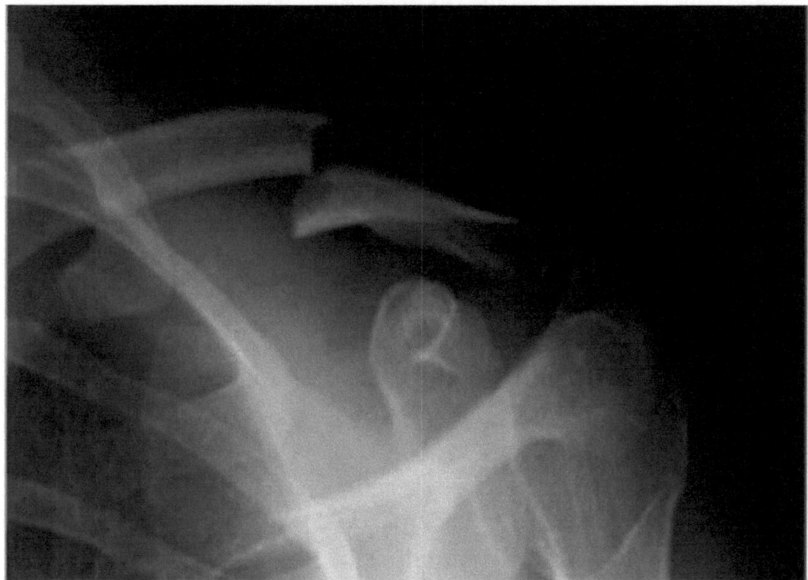

- **Abordagem e incisão**

Foi mantida uma incisão centrada sobre a fratura medialmente a partir da incisura esternal lateralmente até ao bordo anterior do acrómio. O platisma lateral foi libertado e o nervo supraclavicular que atravessa a face anterior da clavícula foi identificado. A fáscia clavipeitoral foi incisada ao longo da sua fixação à clavícula anterior e elevada inferiormente. A dissecção é feita primeiro ao longo do fragmento medial, que normalmente está fletido para cima, afastado das estruturas infraclaviculares vitais. Nas fracturas agudas, apenas é necessária uma dissecção mínima dos tecidos moles. Se possível, pode ser utilizado um parafuso de retração ou, em alternativa, um parafuso de mini-fragmentos para fixação provisória, de modo a permitir um contorno perfeito da placa. Uma placa clavicular anatómica pré-contornada de 3,5 mm foi colocada superiormente ou anteriormente. Normalmente, uma placa de oito buracos adapta-se bem à forma em S da clavícula. Para a colocação da placa superior, os parafusos foram direccionados de superior para inferior, tendo o cuidado de evitar lesões nas estruturas neurovasculares, enquanto para a colocação da placa anterior, os parafusos foram direccionados posterior e superiormente. Se estiver presente uma fratura oblíqua, foi colocado um parafuso de retardamento através da placa ou diretamente no osso, num ângulo de aproximadamente 90 graus em relação à linha de fratura.

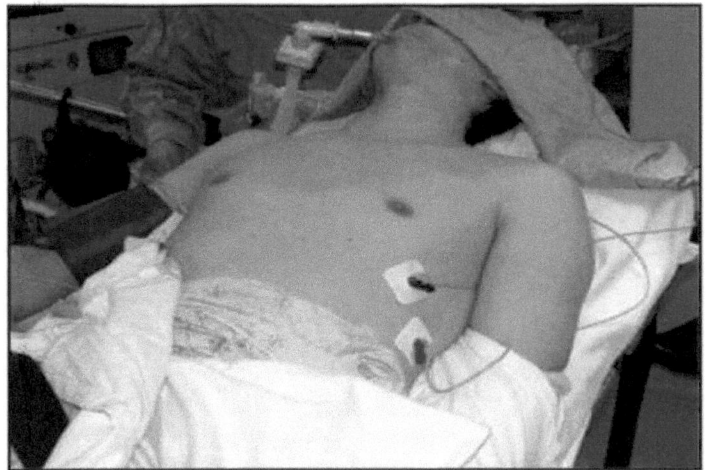

O doente é colocado na posição de cadeira de praia com uma pequena almofada atrás do ombro afetado. O braço é coberto lateralmente.

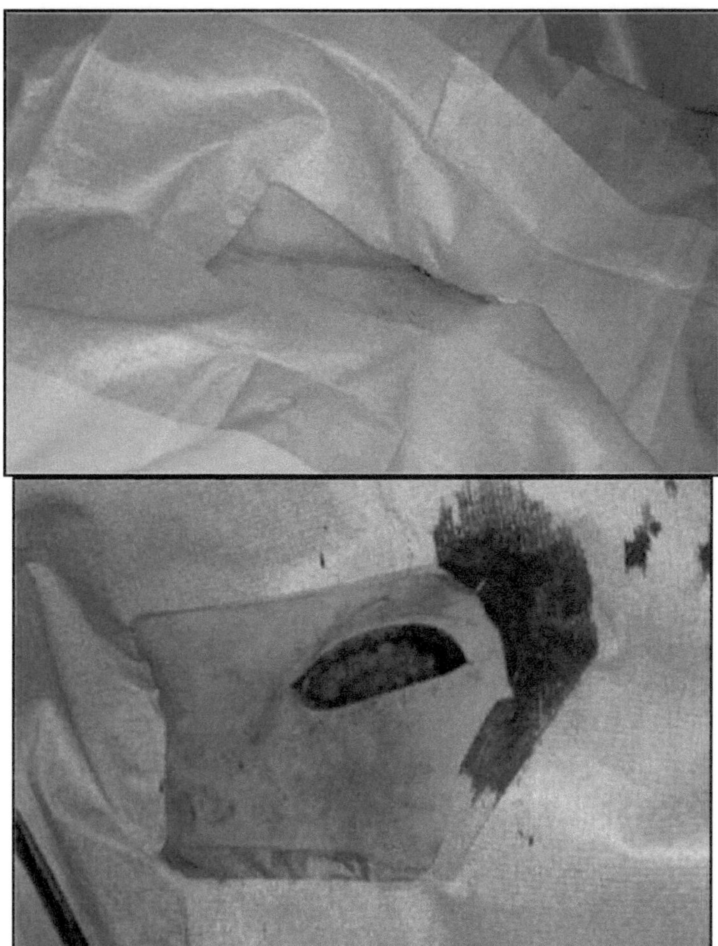

Os tecidos subcutâneos são incisados, revelando a camada miofascial subjacente, que é dissecada como um retalho contíguo superior e inferiormente e preservada para posterior encerramento.

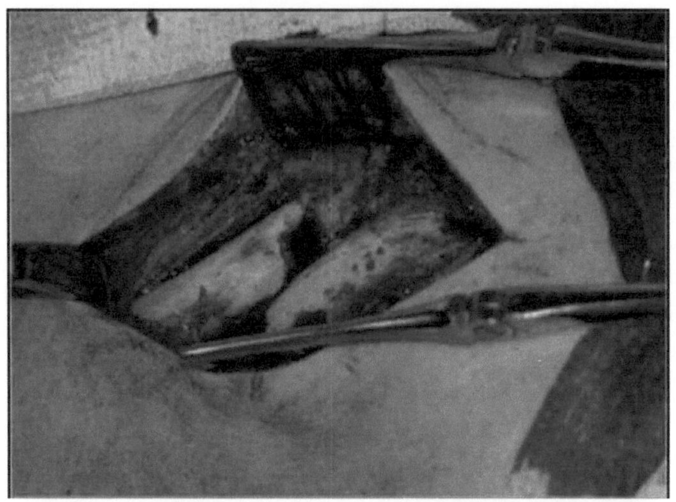

O local da fratura está exposto.

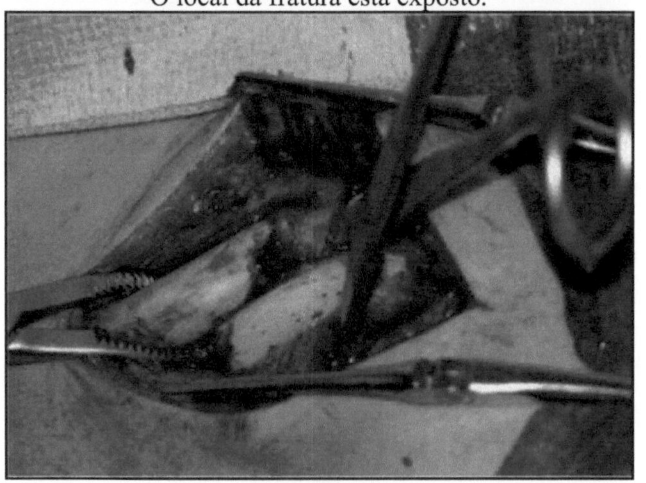

Os fragmentos proximais e distais são mobilizados com
pinças de redução de pequenos
fragmentos.

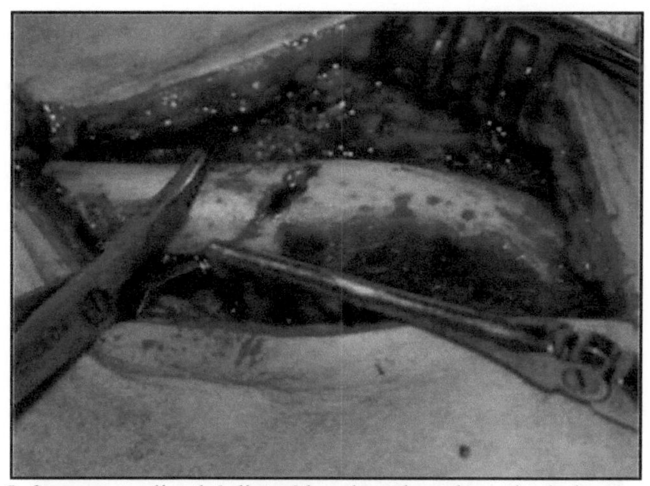

O fragmento distal é distraído, elevado e desarticulado, e os fragmentos são reduzidos.

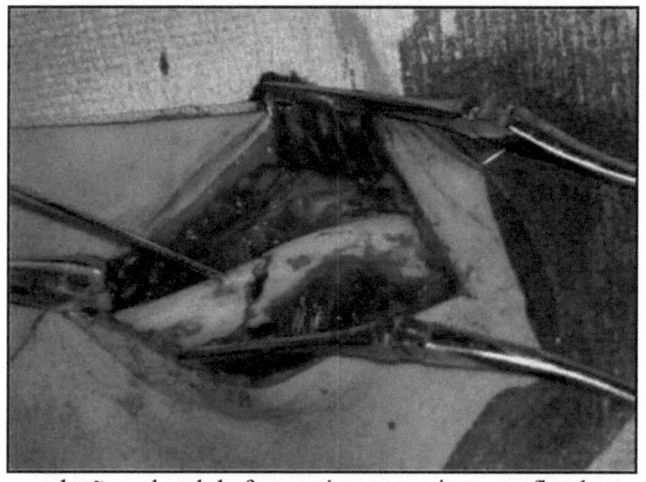

Após a redução, o local da fratura é temporariamente fixado com um fio K de 2,0 mm apontado perpendicularmente à linha de fratura.

Após transfixação temporária com um fio K de 2,0 mm, é aplicada uma placa pré-contornada. A utilização de uma placa pré-contornada poupa tempo operatório e reduz a irritação dos tecidos moles nas extremidades proximal e distal.

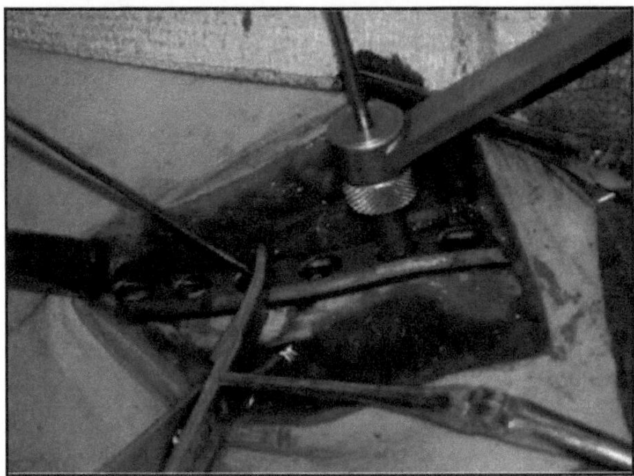

O primeiro parafuso deve ser posicionado num orifício no lado oposto da fratura onde o fio K e a pinça de redução estão a fixar a placa.

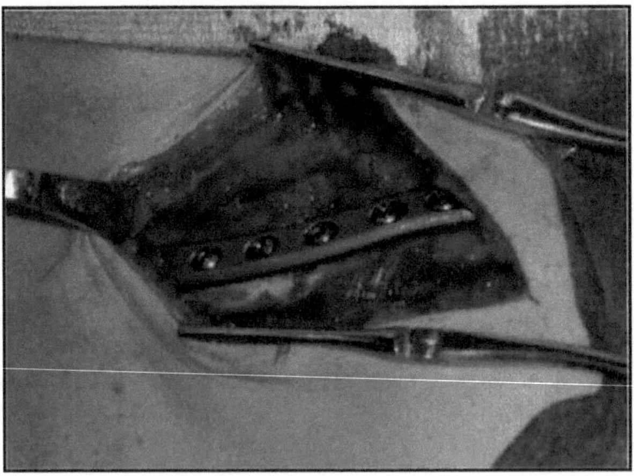

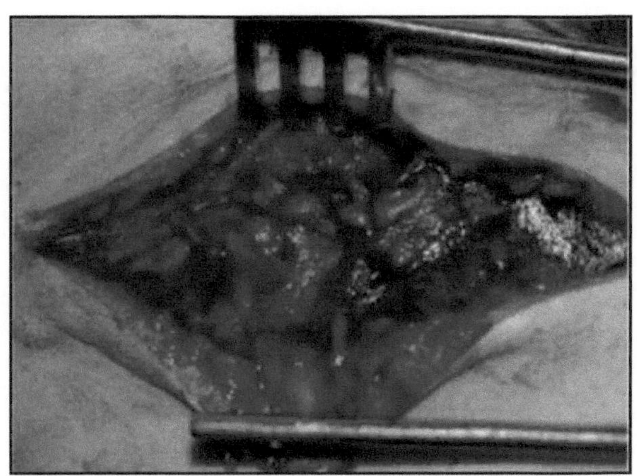

Tanto a camada miofascial como a subcutânea são fechadas com suturas absorvíveis interrompidas.

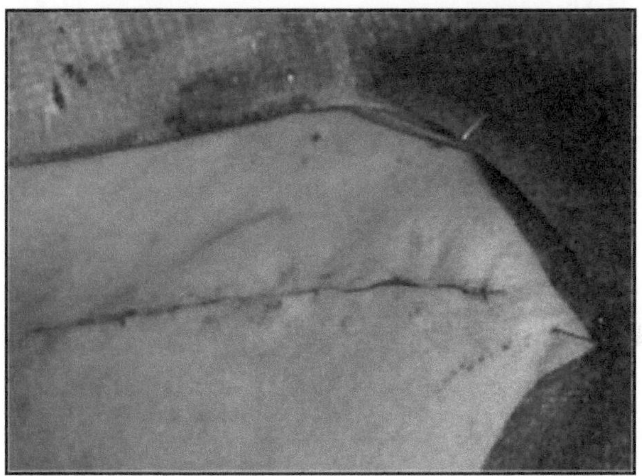

A camada de pele é fechada com pontos subcuticulares seguidos de sutura da pele.

IMAGEM IITV PÓS-OPERATÓRIA

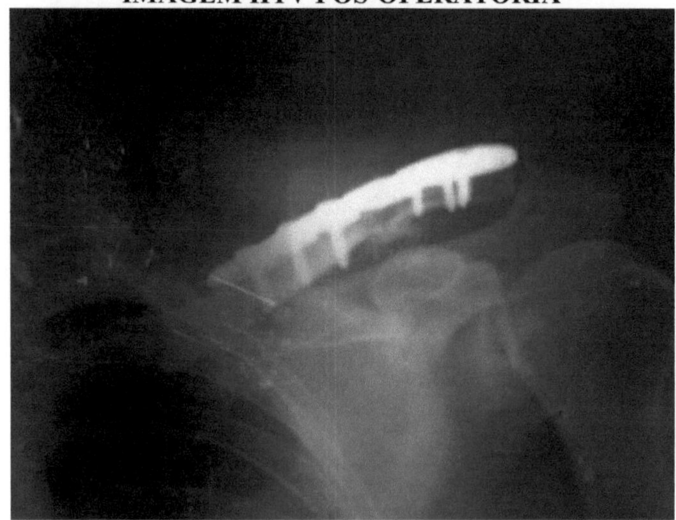

- GESTÃO PÓS-OPERATÓRIA

A extremidade operada foi colocada numa funda de colarinho ou num imobilizador de ombro para maior conforto. Foram ensinados os exercícios de pêndulo e os doentes foram encorajados a utilizar o braço, evitando levantar pesos pesados, empurrar ou puxar. Os doentes tiveram alta no dia 3rd ou 6th pós-operatório, consoante o estado do penso. A remoção da sutura foi efectuada no dia 10th a 12th pós-operatório e os doentes foram chamados para um acompanhamento de 6 semanas.

Aquando do acompanhamento, os doentes foram avaliados clínica e radiologicamente. Uma vez que a formação precoce de calosidades estava presente na radiografia, os doentes foram aconselhados a levantar pesos progressivamente, até serem mobilizados com levantamento de pesos completo.

No seguimento da avaliação dos doentes, seguimos o sistema Proforma e Scoring da seguinte forma.

PROFORMA
<u>FORMULÁRIO-A</u>
<u>UM ESTUDO DAS FRACTURAS DA CLAVÍCULA TRATADAS</u>
<u>COM PLACA DE CLAVÍCULA</u>

GUIA: DR. YOGESH C. PATEL

PROFESSOR E CHEFE DE UNIDADE, DEPARTAMENTO DE ORTOPEDIA,

FACULDADE DE MEDICINA E

HOSPITAL S.S.G., VADODARA.

POR: DR. ALIZAYAGAM N. HASAN
M.B.B.S
1.   DADOS BIOLÓGICOS
NOME:
IDADE:
SEXO:
PROFISSÃO:
ENDEREÇO:
RENDIMENTO:
REG. NO.
EPR NO..:
2.   DADOS CRONOLÓGICOS
DATA DA LESÃO:
DATA DE ADMISSÃO:
DATA DA CIRURGIA:
INTERVALO LESÃO-CIRURGIA
DATA DE QUITAÇÃO:
3.   HISTÓRIA
LADO AFECTADO:
MODO DE TRAUMA
VELOCIDADE ELEVADA

-        ACIDENTE DE VIAÇÃO

-        QUEDA
baixa velocidade

-        ASSALTO

-        TRATAMENTO ANTES DA ADMISSÃO

-        H/O DOENÇA PREEXISTENTE, SISTÉMICA/LOCAL
4.   EXAME CLÍNICO

-        TIPO DE LESÃO - GRAU FECHADO/ABERTO

- ESTADO NEUROVASCULAR

- LESÕES ASSOCIADAS
5.   **CLASSIFICAÇÃO (ALLMANN'S)**

- RADIOLÓGICO - DE ACORDO COM O PADRÃO DE FRACTURA

- MEIO 1/3RD

- DISTAL 1/3RD

- MEDIAL 1/3RD
6.   **TRATAMENTO**
- TRATAMENTO PRIMÁRIO

> TRATAMENTO GERAL
o Fluidos intravenosos
o ANALGÉSICO
o ANTIBIÓTICOS
o INJ. T.T./TETGLOB

> PARA MEMBRO FRACTURADO
o COLLAR CUFF SLING
LIGADURA DA CLAVÍCULA
7.   **PORMENORES OPERACIONAIS**

1.   ANESTESIA - GA, BLOQUEIO LOCAL

2.   QUADRO

o MESA PLANA

o POSIÇÃO: SUPINO/CACHEIRA DE PRAIA COM ALMOFADA NA REGIÃO
INTERESCAPULAR

3.   COMPRIMENTO DA INCISÃO EM CENTÍMETROS

4.   ESCOLHA DO IMPLANTE

5.   COLOCAÇÃO DE IMPLANTES SUPERIOR ANTERIOR

6.   PARAFUSOS INSERIDOS-TIPOS-DE-NÚMERO

o PROXIMAL

o DISTAL o INTERFRAGMENTAR

7.   SUBSTITUTO DE OSSO UTILIZADO-

8.   **AVALIAÇÃO PÓS-OPERATÓRIA**
- ALINHAMENTO NO RAIO-X:

1.   ACEITÁVEL/INACEITÁVEL

2.   COLOCAÇÃO DE IMPLANTES: SUPERIOR/ANTERIOR

-       ANTIBIÓTICOS

-       É NECESSÁRIA IMOBILIZAÇÃO PÓS-OPERATÓRIA: SIM/NÃO

-       ESTADO DA FERIDA CIRÚRGICA NO PÓS-OPERATÓRIO

-       TEMPO DE REMOÇÃO DA SUTURA (DIAS)

-       DURAÇÃO TOTAL DO INTERNAMENTO HOSPITALAR
MOBILIZAÇÃO

-       MOVIMENTO PENDULAR A PARTIR DO DIA PÓS-OPERATÓRIO

-       RAPTO DA CABEÇA NO DIA PÓS-OPERATÓRIO

-       PERÍODO DE IMOBILIZAÇÃO SEM LEVANTAMENTO DE PESO
        SEMANAS PÓS-OPERATÓRIAS

-       LEVANTAMENTO DE PESO PARCIAL PERMITIDO NO PÓS-
OPERATÓRIO
SEMANAS

-       LEVANTAMENTO DE PESO TOTAL PERMITIDO ÀS __ SEMANAS
PÓS-OPERATÓRIAS

❖ **COMPLICAÇÕES**
- CEDO
a.   INFECÇÃO

SUPERFICIAL

PROFUNDIDADE

b.   DÉFICE NEURO-VASCULAR

- TARDE
a.   UNIÃO ATRASADA

b.   NÃO UNIÃO

c.   FALHA DO IMPLANTE

d.   OSTEOMIELITE

e.   FRACTURA NA EXTREMIDADE DA PLACA

f.   DEFORMIDADE

ACOMPANHAR:
NO SEGUIMENTO, AVALIÁMOS O DOENTE CLINICAMENTE
E RADIOLOGICAMENTE DE ACORDO COM O SEGUINTE
PERFORMA

	6 SEMANAS	3 MESES	6 MESES
CLINICAMENTE			
DOR			
AMPLITUDE DE OMBRO DE MOVIMENTO			
ESTADO DA CIRURGIA FERIDA			
DEFORMIDADE EVIDENTE			
RADIOLOGICAMENTE			
ALINHAMENTO			
SINAIS DE UNIÃO			
SINAIS DE INFECÇÃO SE QUALQUER			
ESTADO DO IMPLANTE			
COMPLICAÇÕES			
QUEBRA DE PARAFUSOS			
AFROUXAMENTO DA PLACA			
OSTEOMIELITE			
MAL NION			
NÃO UNIÃO			

FORMULÁRIO B

ACOMPANHAMENTO FINAL:
1.   AVALIAÇÃO CLÍNICA
a.   RECLAMAÇÕES

-        DOR - NENHUMA
LEVE
MODERADO
MARCADO

-        DEFORMIDADE

-        DIFICULDADE EM LEVANTAR PESO
b.   EXAME LOCAL

-        ESTADO DA FERIDA OPERATÓRIA

-        CONDIÇÃO FERIDA TRAUMÁTICA ORIGINAL

-        CURADO

-        NÃO CURADO

-        DEFORMIDADE

-        INFECÇÃO
c.   AVALIAÇÃO NEUROVASCULAR
PULSO RADIAL:
MOVIMENTO DOS DEDOS:
d.   AVALIAÇÃO RADIOLÓGICA
a. ESTADO DA FRACTURA

-        UNIDOS

-        UNIÃO ATRASADA

-        NÃO UNIÃO
b.   ESTADO DO IMPLANTE

-        AFROUXAMENTO DO IMPLANTE

-        IMPLANTE EXPOSTO

-        PARAFUSO DE VOLTA PARA FORA

-        QUEBRA DE PARAFUSOS

c.   **INFECÇÃO**

d.   **AVALIAÇÃO FUNCIONAL**

AMPLITUDE DE MOVIMENTO DO OMBRO

❖ **TRAÇO (DEFICIÊNCIA DO BRAÇO, OMBRO E MÃO)**
SISTEMA DE PONTUAÇÃO:

❖ Por favor, avalie a sua capacidade para realizar as seguintes actividades na última semana, assinalando com um círculo o número abaixo da resposta adequada.

1   **SEM DIFICULDADES**

2   **DDIFICULDADE DO MILHO**

3   **DIFICULDADE MODERADA**

4   **DIFICULDADE GRAVE**

5   **NÃO PODE FAZER**

1. Abrir um frasco apertado ou novo.   **1 2 3 45**

2. Escrever.   **1 2 3 45**

3. Rodar uma chave.   **1 2 3 45**

4. Preparar uma refeição/ servir uma chávena de chá.   **1 2 3 45**

5. Abrir uma porta pesada.   **1 2 3 45**

6. Coloque um objeto numa prateleira acima da sua cabeça.   **1 2 3 45**

7. Fazer as tarefas domésticas

(por exemplo, lavar paredes, lavar o chão, limpar a mesa)   **1 2 3 4 5**

8. Jardinar ou trabalhar no jardim.   **1 2 3 4 5**

9. Fazer uma cama.   **1 2 3 4 5**

10. Transportar um saco de compras ou uma pasta.   **1 2 3 4 5**

11. Transportar um objeto pesado (mais de 10 KGS).   **1 2 3 4 5**
12. Mudar uma lâmpada eléctrica suspensa.   **12 345**
13. Lavar ou secar o cabelo com o secador.   **12 345**
14. Lave as suas costas.   **12 345**
15. Vestir uma camisola/camisola de malha.   **12 345**
16. Utilizar uma faca para cortar alimentos.   **12 345**
17. Actividades que exigem pouco esforço
(por exemplo, jogar às cartas, tricotar, etc.).   **1 2 3 4 5**
18. Actividades em que se exerce alguma força

ou impacto através do braço, ombro ou mão

(por exemplo, martelar, jogar ténis de mesa, etc.).　　**1 2 3 4 5**

19. Actividades recreativas em que se mexe

braço livremente (por exemplo, jogar frisbee, badminton, etc.). **1 2 3 4 5**

20. Gerir as necessidades de transporte

(ir de um sítio para outro).　　**1 2 3 4 5**

21. Actividades sexuais.　　**1 2 3 4 5**

DEFICIÊNCIAS DO BRAÇO, OMBRO E MÃO

22. Durante a semana passada, *em que medida o* seu problema no braço, ombro ou

mão interferiu com as suas actividades sociais normais com a família, amigos,

vizinhos ou grupos?

1 2 3 4 5

1.　　NÃO LIMITADO

2.　　LIGEIRAMENTE LIMITADO

3.　　MODERADAMENTE LIMITADO

4.　　MUITO LIMITADO

5.　　NÃO PODERÁ DE FORMA ALGUMA

23. Durante a semana passada, ficou limitado no seu trabalho ou noutras actividades

diárias regulares devido ao seu problema no braço, ombro ou mão? *(circule o*

número)　　**1 2 3 4 5**

Por favor, classifique a gravidade dos seguintes sintomas na última semana. *(circule*

o número)

1.　　NENHUM

2.　　LEVE

3.　　MODERADO

4.　　SEVERO

5.　　EXTREMO

24. Dor no braço, ombro ou mão.　　**1 2 3 4 5**

25. Dor no braço, ombro ou mão quando

realizou qualquer atividade específica. **1 2 3 4 5**

26. Formigueiro (formigueiros) no braço, ombro ou mão.　　**1 2 3 4 5**

27. Fraqueza no braço, ombro ou mão.   **1 2 3 4 5**

28. Rigidez no braço, ombro ou mão.   **1 2 3 4 5**

1.   SEM DIFICULDADES

2.   DIFICULDADE LIGEIRA

3.   DIFICULDADE MODERADA

4.   SEVERO

5.   NÃO PODE DORMIR

29. Durante a semana passada, qual foi a dificuldade que teve em dormir devido à dor no braço, ombro ou mão? *(circule o número)*

1 2 3 4 5

1.   DISCORDO TOTALMENTE

2.   DISCORDO

3.   NEM CONCORDAR NEM DISCORDAR

4.   CONCORDO

5.   CONCORDO FORTEMENTE

30. Sinto-me menos capaz, menos confiante ou menos útil devido a um problema no meu braço, ombro ou mão *(assinalar com um círculo)*   **1 2 3 4 5**

DEFICIÊNCIAS DO BRAÇO, OMBRO E MÃO

A pontuação DASH não pode ser calculada se houver mais de 3 itens em falta.

❖   **PONTUAÇÃO DO TRAÇO DE INCAPACIDADE/SINTOMA**
= [(soma das n respostas) - 1]/n x 25

em que n é igual ao número de respostas completas.

❖   Alteração mínima detetável (MDC): 12,7 pontos; a literatura atual considera que 12,7 pontos é a alteração mínima na pontuação para ser estatisticamente significativa com um intervalo de confiança de 95%.

❖   Diferença mínima clinicamente importante (MCID): 15 pontos; isto representa a alteração na pontuação necessária para ser considerada clinicamente significativa.

OBSERVAÇÕES E RESULTADOS

Este é um estudo de caso prospetivo de 20 pacientes com fratura da clavícula tratada com Redução Aberta e Fixação Interna usando Placa Anatómica de Clavícula Bloqueada.

IDADE

GRUPO ETÁRIO (EM ANOS)	NÚMERO DE PACIENTES
10-20	1(2.5%)
21-30	8(40%)
31-40	6(30%)
41-50	3(17.5%)
>50	2(10%)
Total	20(100%)

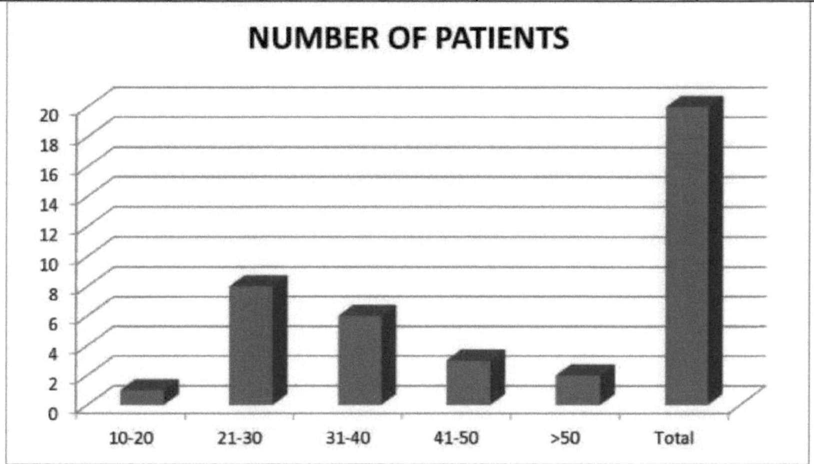

Na nossa série, a idade variou de 19 a 55 anos, com uma média de 27 anos.

DISTRIBUIÇÃO POR SEXO

SEXO	NÚMERO DE PACIENTES
Feminino	2(10%)
Masculino	18(90%)
Total	20(100%)

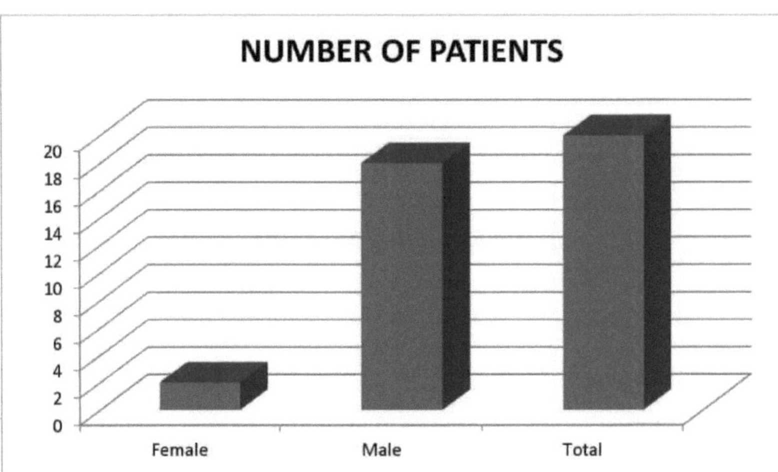

Houve uma predominância masculina. A proporção de homens: O rácio de homens: mulheres foi de 9:1

MODO DE LESÃO

MODO DE LESÃO	NÚMERO DE PACIENTES
Queda de altura	9(47%)
Acidente de viação	11(53%)
Total	20(100%)

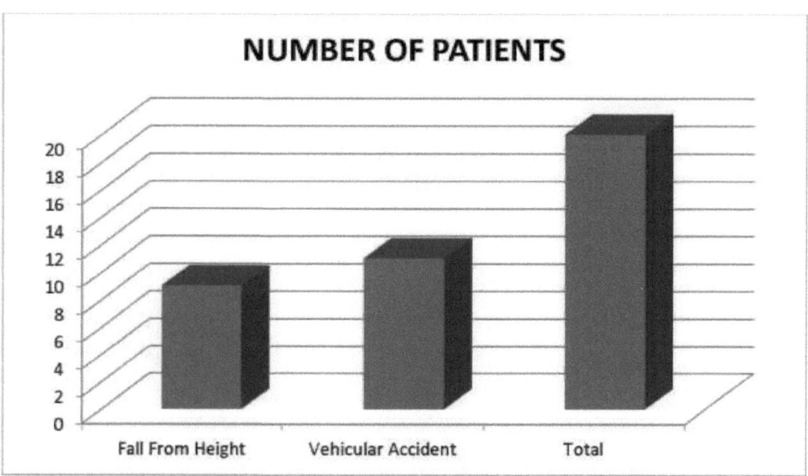

O modo mais comum de lesão foi o acidente de viação (53%) e a queda de altura (47%).

OCUPAÇÃO	NÚMERO DE PACIENTES
Trabalhador	14(70%)
Dona de casa	1(5%)
Estudante	1(5%)
Outros	4(20%)
Total	20(100%)

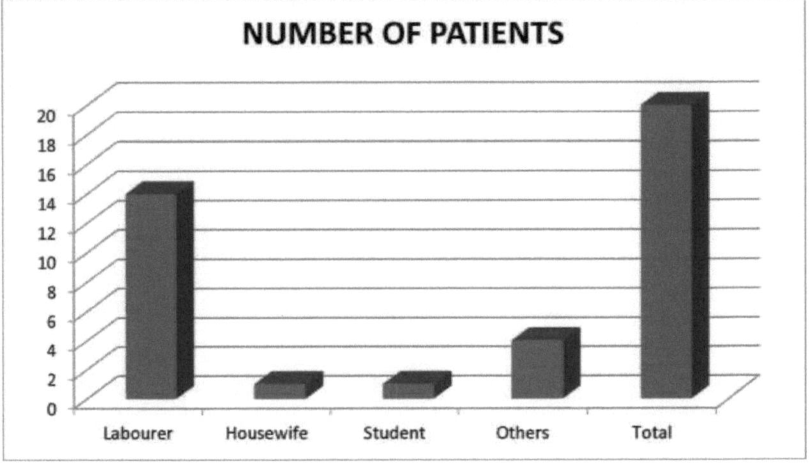

A maioria dos nossos doentes eram trabalhadores por profissão.

INTERVALO (SEMANAS)	NÚMERO DE PACIENTES
<7 dias	18(90%)
7-10 dias	1(5%)
>10 dias	1(5%)
Total	20(100%)

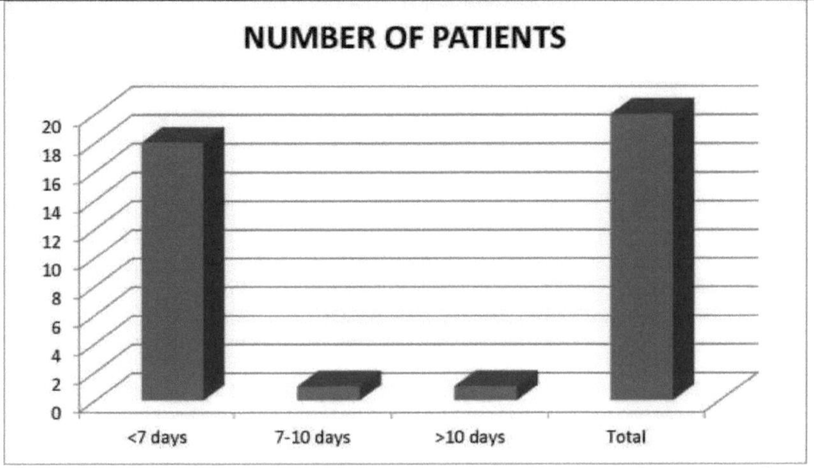

A maioria dos doentes foi operada no prazo de 7 dias após a lesão. Um doente tinha um traumatismo craniano, pelo que foi operado após 10 dias.

LADO AFECTADO

LADO AFECTADO	NÚMERO DE PACIENTES
À ESQUERDA	13(65%)
CERTO	7(35%)
TOTAL	20(100%)

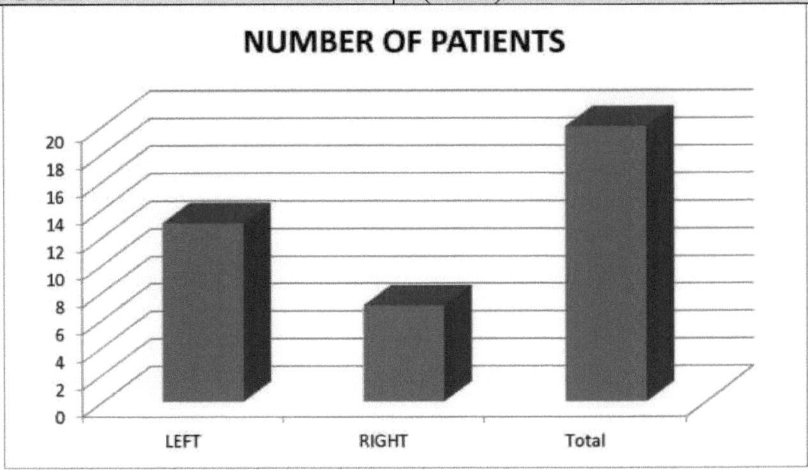

O lado esquerdo foi afetado na maioria dos doentes (65%).

GRAU	NÚMERO DE PACIENTES
Terço médio (M/3)	17(85%)
Terço lateral (L/3)	3(15%)
Terço medial (Med/3)	0
Total	20(100%)

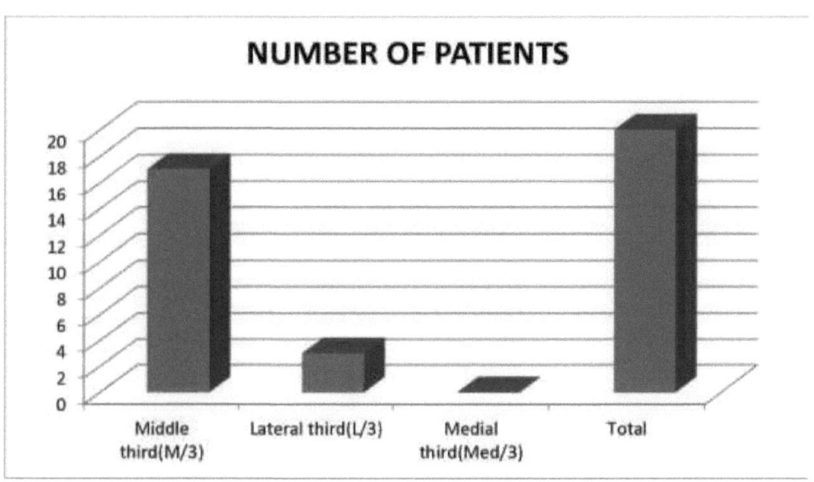

A maioria dos nossos doentes apresentava uma fratura do terço médio (85%).

DOENÇA MÉDICA ASSOCIADA

DOENÇA MÉDICA	NÚMERO DE PACIENTES
HIPERTENSÃO (HT)	1
DIABETES (DM)	1

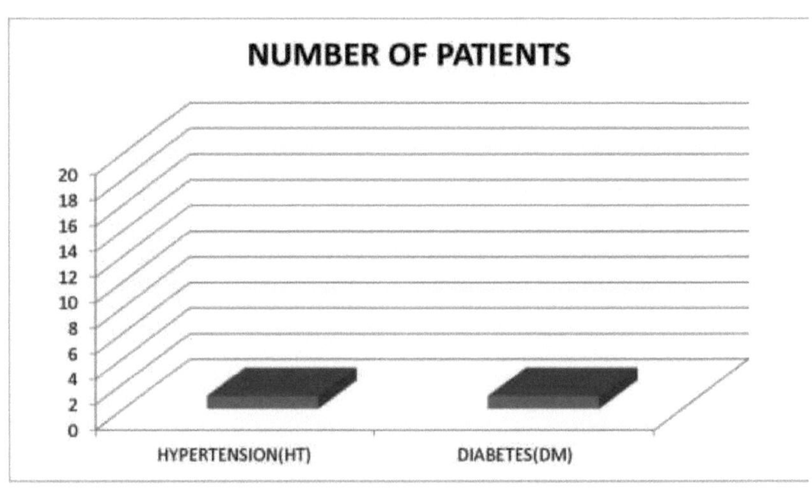

LESÃO ASSOCIADA

TIPO DE LESÃO	NÚMERO DE PACIENTES
FERIMENTO NA CABEÇA	2(10%)
LESÃO NO PEITO	2(10%)
LESÃO PÉLVICA	1 (5%)
LESÃO DA COLUNA VERTEBRAL	1(5%)

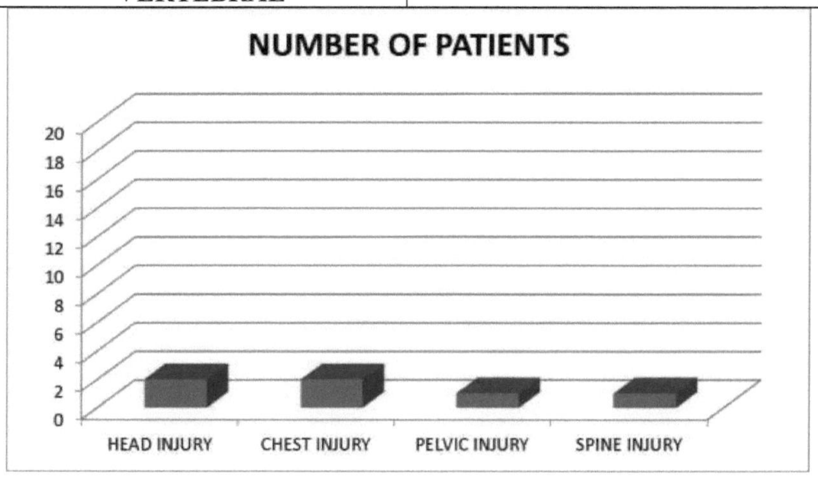

FORAM UTILIZADOS SUBSTITUTOS ÓSSEOS ARTIFICIAIS (HIDROXIAPATITE) EM 2 (10%) DOENTES.

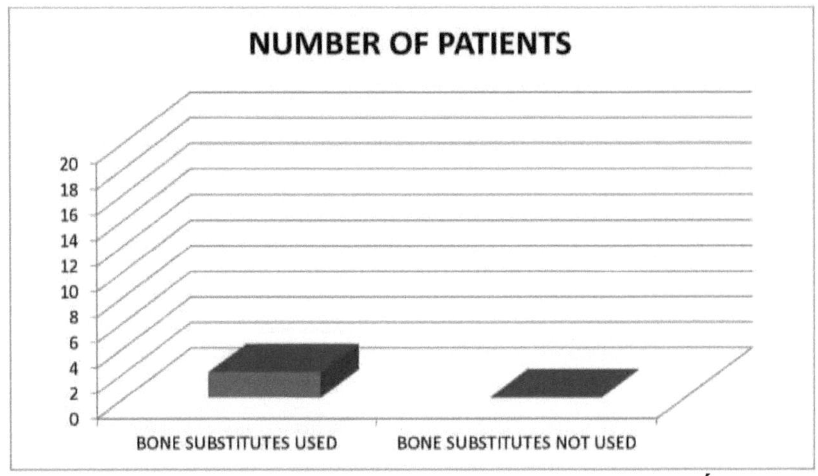

PARAFUSO DE RETARDAMENTO INTER-FRAGMENTÁRIO FOI UTILIZADO EM 11(55%) DOENTES.

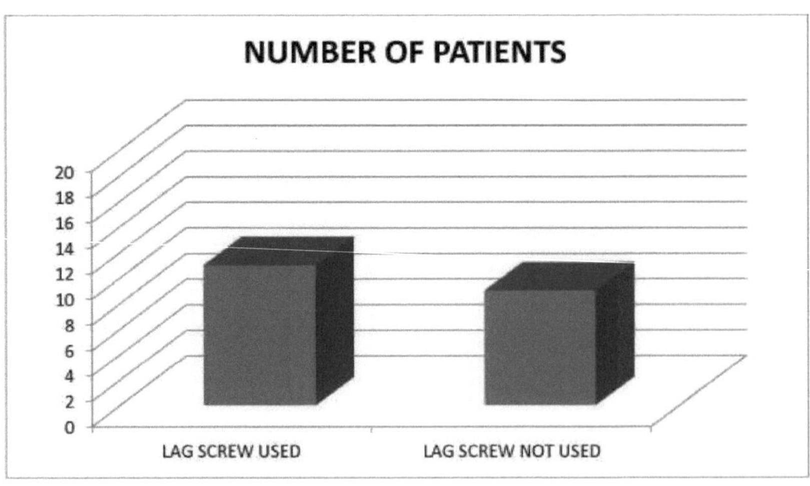

COMPLICAÇÕES INTRA-OPERATÓRIAS

No intra-operatório, não se registaram complicações em nenhum dos doentes.

COMPLICAÇÃO PÓS-OPERATÓRIA

No pós-operatório, não tivemos qualquer complicação, exceto um caso de dor ligeira

no ombro e um caso de exposição do implante.

UNIÃO DE FRACTURAS

TEMPO DE UNIÃO (EM SEMANAS)	NÚMERO DE PACIENTES
<6	1(5%)
6	4(20%)
7	7(35%)
8	6(30%)
9	1(5%)
10 OU MAIS	1(5%)
Total	20(100%)

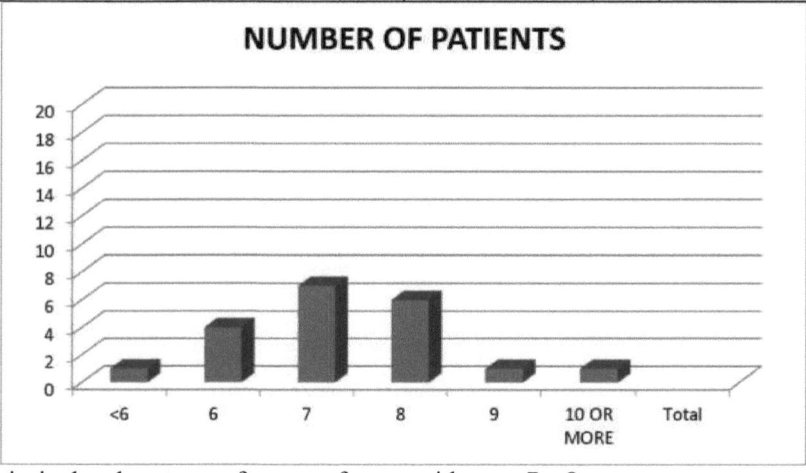

Na maioria dos doentes, as fracturas foram unidas em 7 a 8 semanas.

O tempo médio de união é de 7,3 semanas.

PONTUAÇÃO FINAL DO TRAÇO

PONTUAÇÃO DASH	NÚMERO DE PACIENTES
<30	2(10%)
30-34	6(30%)
35-39	6(30%)
40-44	5(25%)
45 OU MAIS	1(5%)
TOTAL	20(100%)

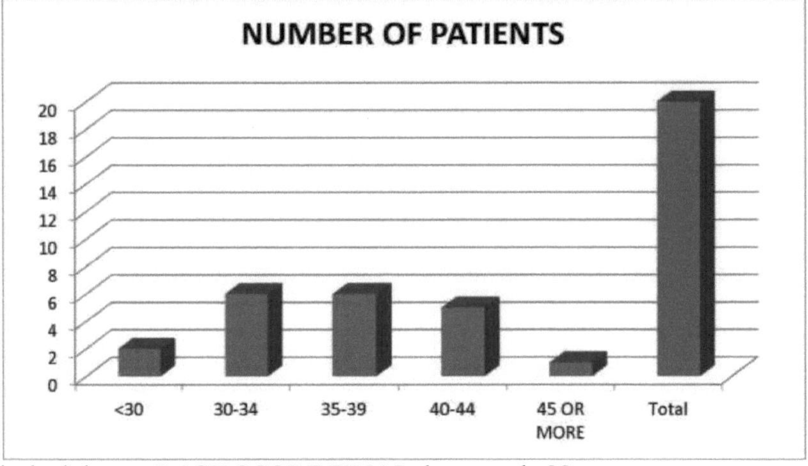

A maioria tinha um DASH SCORE FINAL de cerca de 32.

Todos os 20 doentes apresentavam uma amplitude de movimentos completa no seguimento final, sem qualquer limitação.

RESULTADO FINAL	NÚMERO DE PACIENTES
EXCELENTE	2(10%)
BOM	17(85%)
RUIM	1(5%)
TOTAL	20(100%)

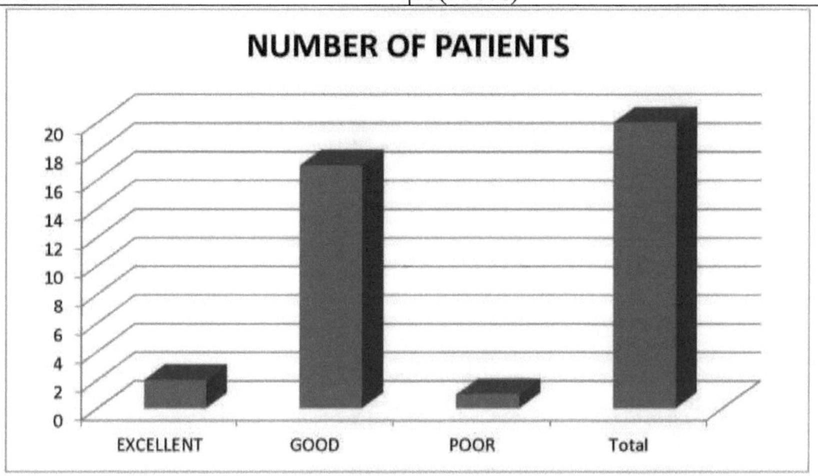

De todos os 20 doentes, a maioria 17 (85%) teve um resultado BOM e 2 (10%) tiveram um

resultado excelente, 1 (5%) teve um resultado mau

PRÉ-OP RAIO X

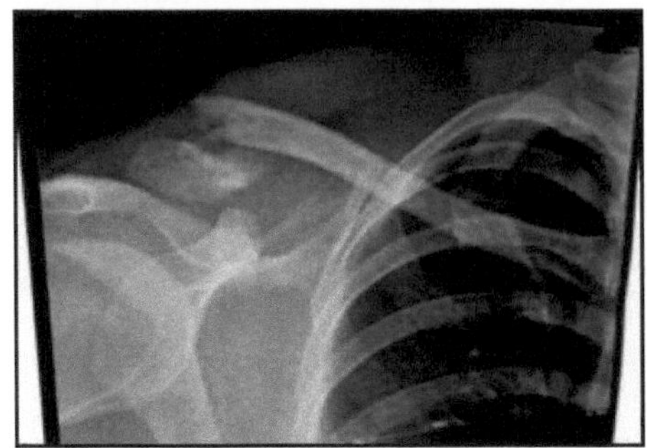

RADIOGRAFIA DE PÓS-OPERATÓRIO

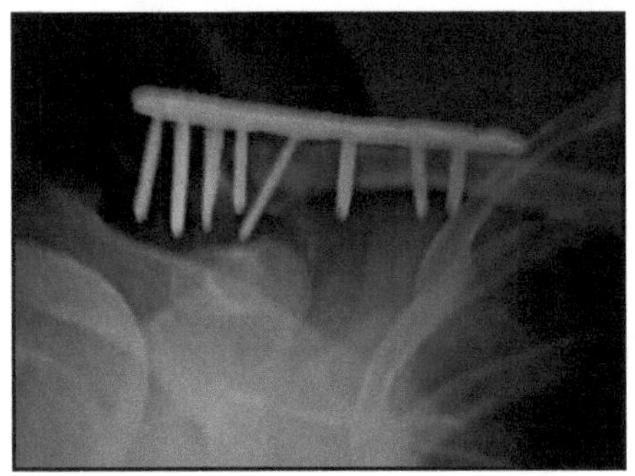

RADIOGRAFIA DE ACOMPANHAMENTO AOS 6 SEMANAS

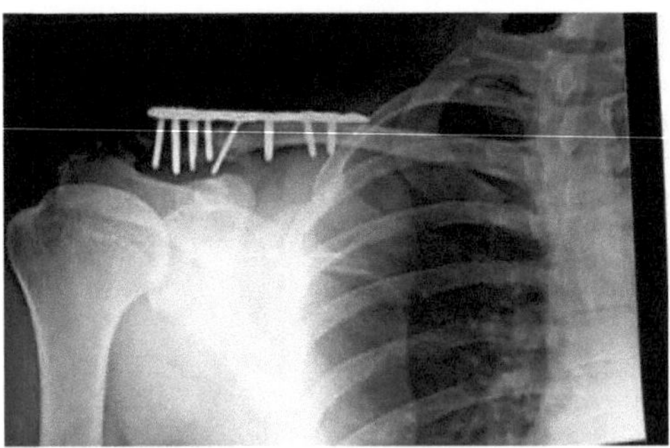

PACIENTE 5:

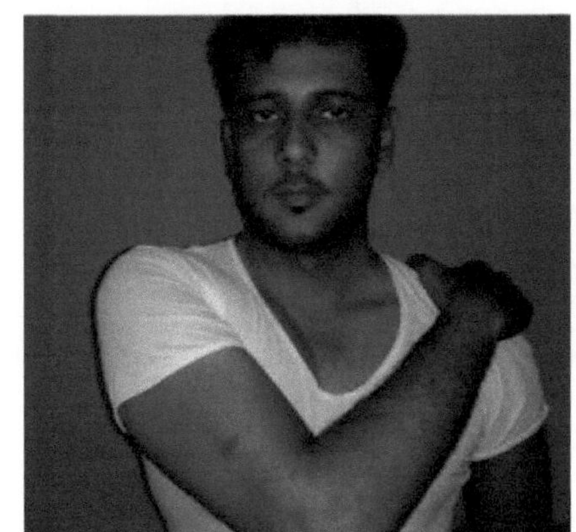

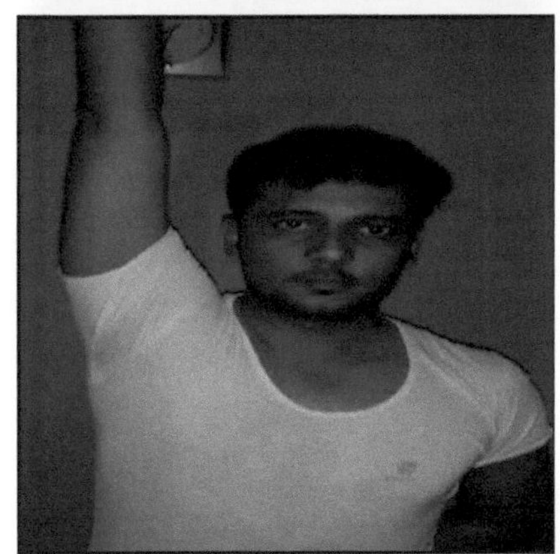

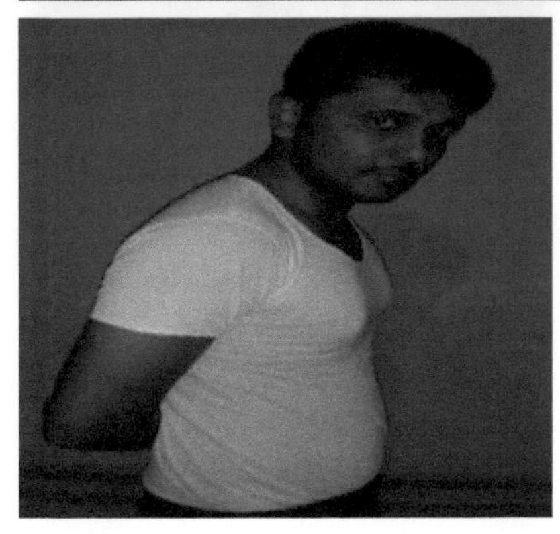

PRÉ-OP RAIO X

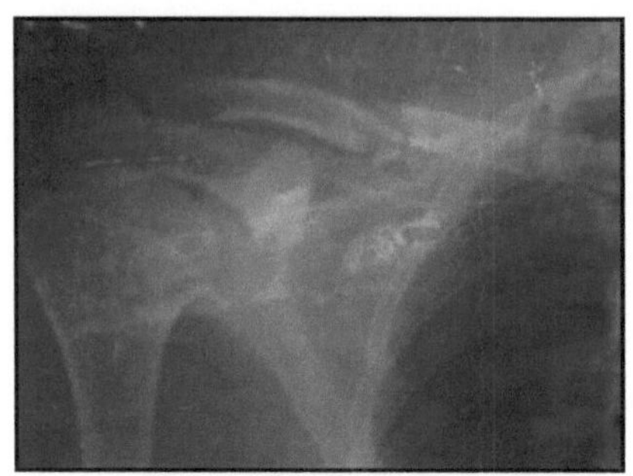

RADIOGRAFIA DE PÓS-OPERATÓRIO

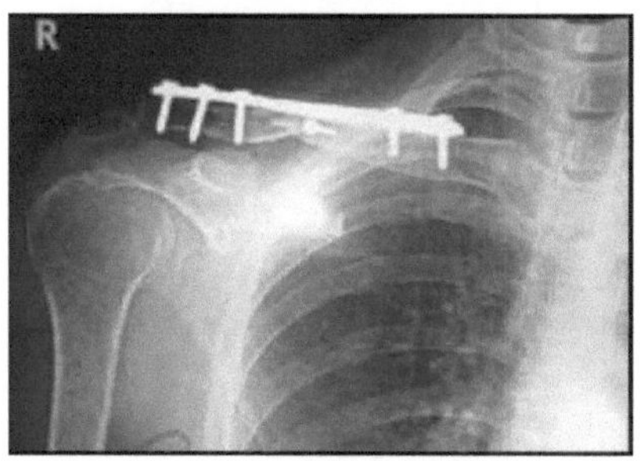

RADIOGRAFIA DE SEGUIMENTO

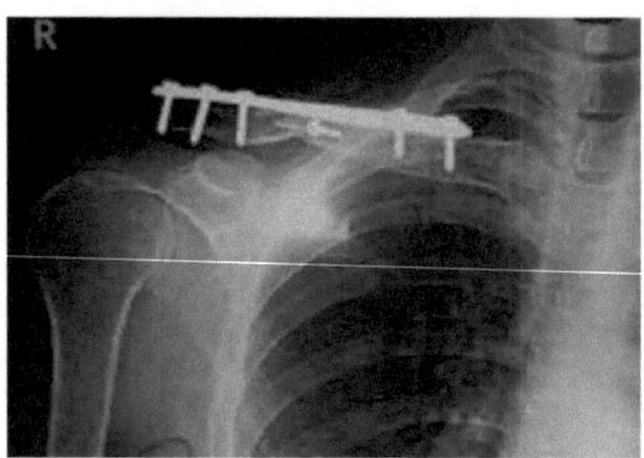

AMPLITUDE DE MOVIMENTO

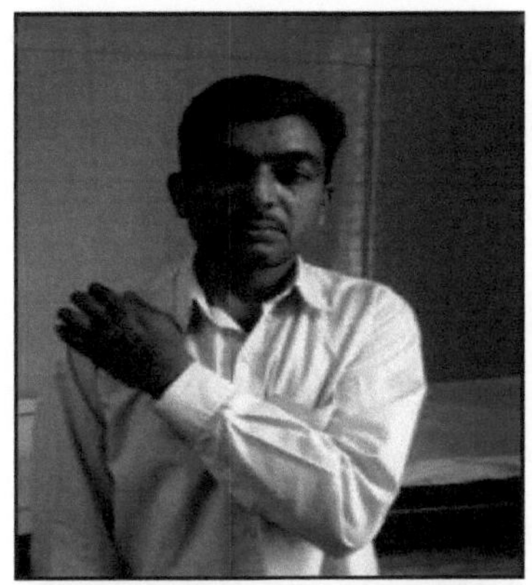

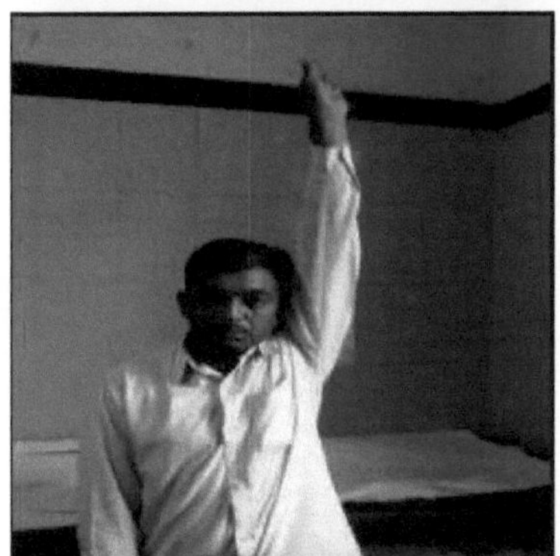

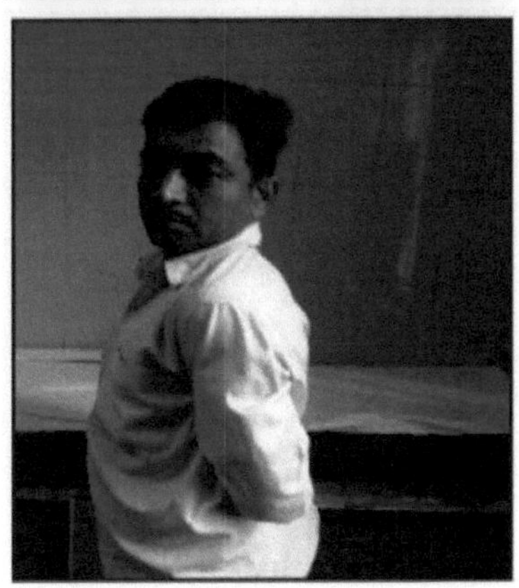

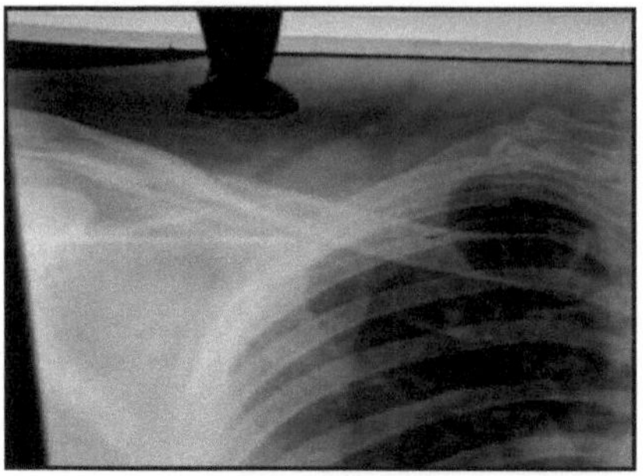

RADIOGRAFIA DE PÓS-OPERATÓRIO

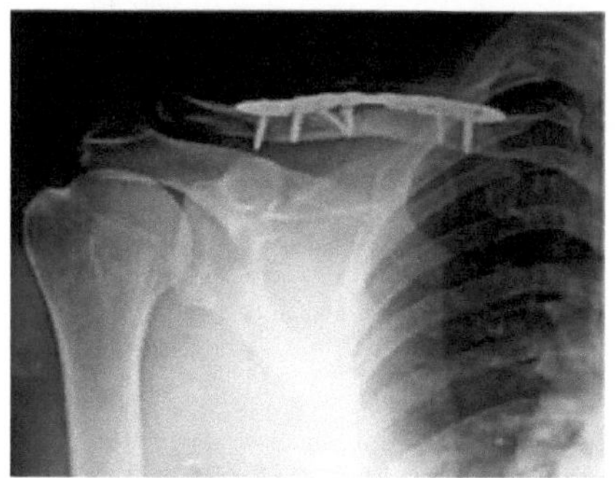

RADIOGRAFIA DE SEGUIMENTO

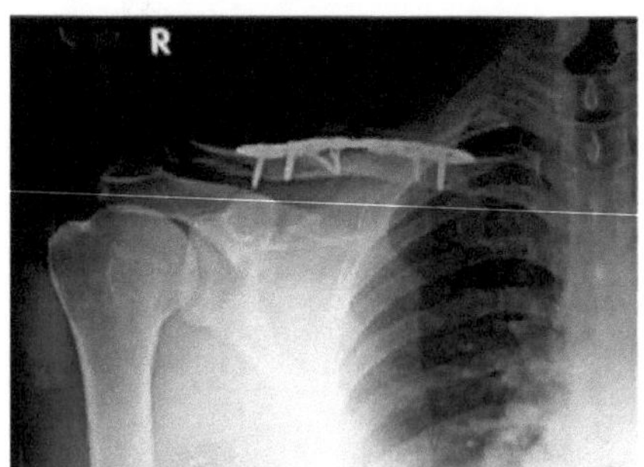

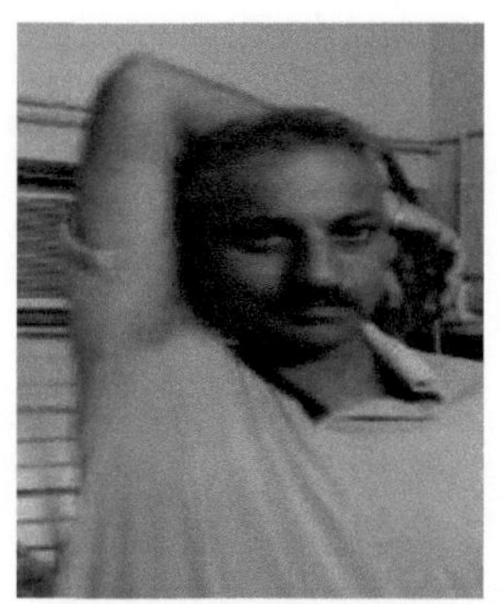

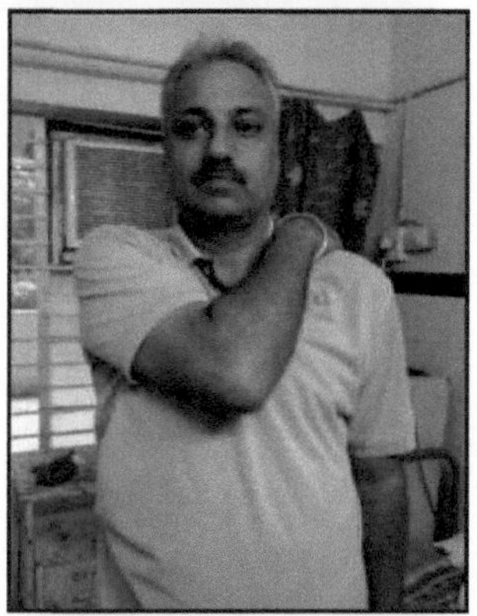

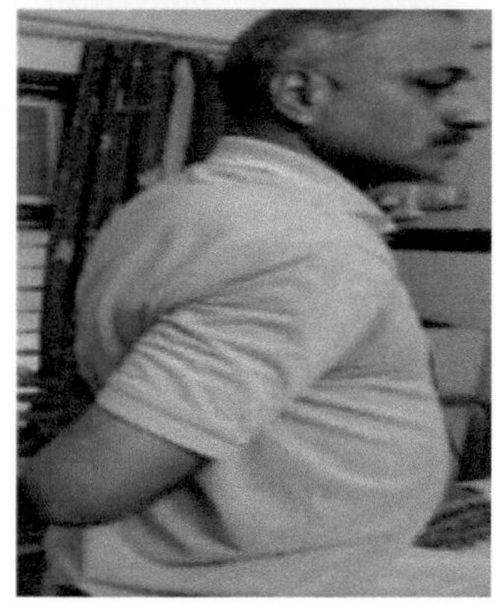

PRÉ-OP RAIO X

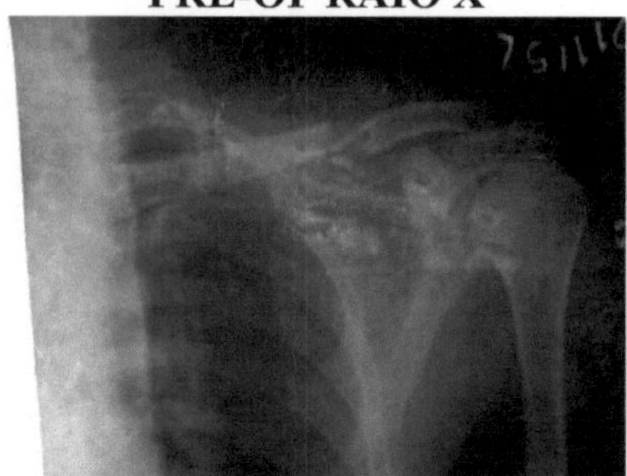

RADIOGRAFIA DE PÓS-OPERATÓRIO

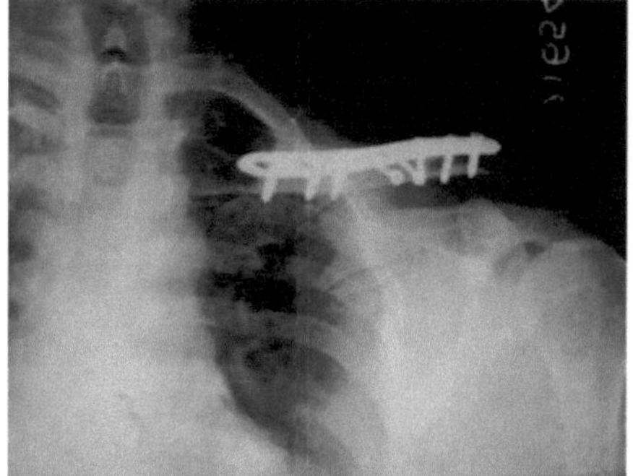

RADIOGRAFIA DE SEGUIMENTO

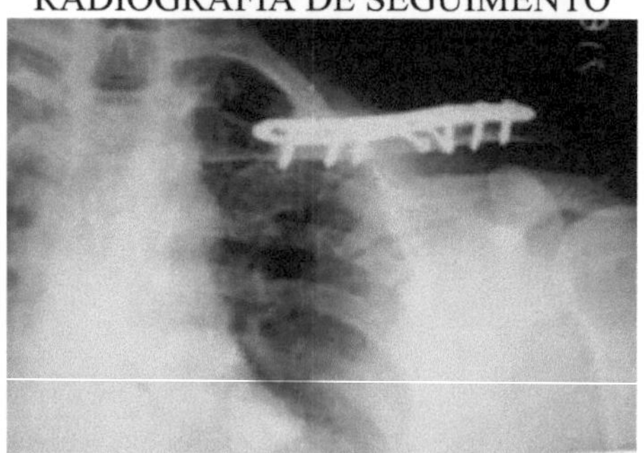

AMPLITUDE DE MOVIMENTO

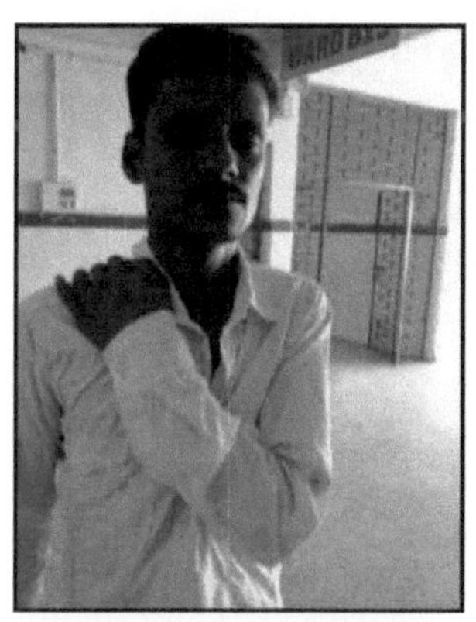

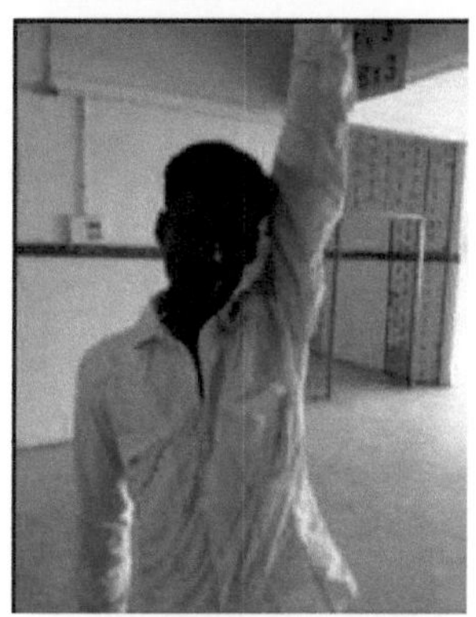

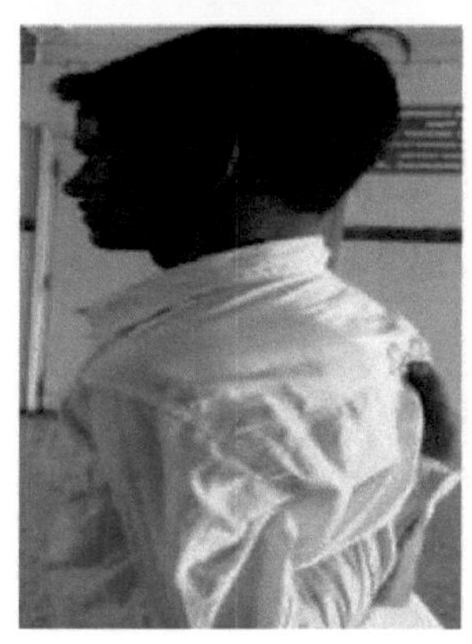

ANÁLISE DOS RESULTADOS

Entre agosto de 2016 e julho de 2017, 20 pacientes com fraturas da clavícula com idade entre 19 e 55 anos foram tratados com redução aberta e fixação interna com placa anatómica de clavícula bloqueada.

A idade média foi de 27 anos. Havia 19 (95%) homens e 1 (5%) mulheres. O modo de lesão foi acidente de trânsito em 11(53%) casos e queda de altura em 9(47%) casos. 13(65%) casos sofreram fratura do lado esquerdo e 7(35%) do lado direito.

De acordo com a   classificação de Allman

No nosso sistema, 17 (85%) pacientes tiveram fratura do terço médio da clavícula, 3 (15%) pacientes tiveram fratura do terço lateral e nenhum teve fratura do terço medial. A maioria dos nossos doentes, 20(50%), era operária. A maioria dos doentes, 18 (90%), foi operada no prazo de 7 dias após a lesão. Um doente foi operado tardiamente devido a lesões associadas e um doente foi operado tardiamente devido ao insucesso do tratamento conservador. Foram utilizados substitutos ósseos artificiais (grânulos de hidroxiapatite) em 2 doentes com fracturas gravemente cominutivas ou não unidas, o que resultou numa consolidação óssea mais rápida. A utilização de parafuso lag interfragmentário em 11 (55%) doentes com fracturas segmentares resultou numa consolidação óssea mais rápida e em melhores resultados funcionais. No intra-operatório, não foram encontradas complicações como hemorragia ou lesão neurovascular em nenhum doente. No período pós-operatório, não se registaram complicações como união tardia, não união, falha do implante, osteomielite, fratura na extremidade da placa, deformidade, exceto um caso de dor ligeira e uma exposição do implante.

Na maioria dos doentes, as fracturas foram unidas no prazo de 7 a 8 semanas. O tempo médio de consolidação foi de 7,3 semanas. A maioria tinha um DASH SCORE FINAL de cerca de 32. Todos os 20 doentes apresentavam uma amplitude de movimentos completa no seguimento final, sem qualquer limitação. De todos os 20 doentes, a maioria, 18 (90%), teve um BOM resultado.

Apresenta-se de seguida a comparação do presente estudo com estudos anteriores sobre a colocação da clavícula.

❖ **COMPARAÇÃO ENTRE O TRATAMENTO CONSERVADOR E CIRÚRGICO DAS FRACTURAS DO TERÇO MÉDIO DA CLAVÍCULA: RESULTADO DE 151 CASOS**

DANIILIDIS K,RASCHKE MJ, VOGT B,HERBORT

M, SCHLIEMANN B, GÜNTHER N, KOESTERS C, FUCHS T.

DEPARTAMENTO DE CIRURGIA ORTOPÉDICA, ANNASTIFT HANNOVER

(ESCOLA MÉDICA DE HANNOVER; MHH), HANNOVER, ALEMANHA

❖ **TRATAMENTO AGUDO DAS FRACTURAS DA CLAVÍCULA - UM ESTUDO DOS RESULTADOS FUNCIONAIS A LONGO PRAZO**

BYRON CHALIDIS, NICK SACHINIS, EFTHIMIOS SAMOLADAS, CHRISTOS

DIMITRIOU, CHRISTODOULOU, JOHN POURNARAS

PARÂMETRO	PRESENTE ESTUDO DE 40 CASOS	FIXAÇÃO OPERATÓRIA DE FRACTURA DESLOCADA DA CLAVÍCULA COM OSTEOSSÍNTESE DE PLACA DE RECONSTRUÇÃO SUPERIOR (KATHMANDU UNIVERSITY MEDICAL JOURNAL) ESTUDO DE 20 CASOS
IDADE MÉDIA	27YR	31YR
SEXO MACHO FEMININO	 90% 10%	 80% 20%
LADO CERTO À ESQUERDA	 35% 65%	 50% 50%
TIPO TERCEIRO MÉDIO TERCEIRO LATERAL	 85% 15%	 100%
INTRA OP COMPLICAÇÃO	NIL	NIL
POST OP COMPLICAÇÃO	NULOS, EXCEPTO UM DOENTE COM DOR LIGEIRA, UM DOENTE COM EXPOSIÇÃO IMEDIATA	1 INFECÇÃO PROFUNDA 1 OMBRO CONGELADO
TEMPO MÉDIO DE UNIÃO (SEMANAS)	7	11
TRAÇO FINAL MÉDIO PONTUAÇÃO	32	41
INTERVALO FINAL DE MOVIMENTO	COMPLETO	COMPLETO
RESULTADO FINAL EXCELENTE BOM RUIM	 10% 85% 5%	 2% 94% 4%

	PRESENTES ESTUDO	**TRATAMENTO NÃO OPERATÓRIO COMPARADO COM A FIXAÇÃO COM PLACA DE FRACTURAS DESLOCADAS DA CLAVÍCULA MÉDIA DA SOCIEDADE CANADIANA DE TRAUMA ORTOPÉDICO (UM ESTUDO DE 132 DOENTES):**
TEMPO MÉDIO DE UNIÃO	7,3 WKS	28,4 SEMANAS

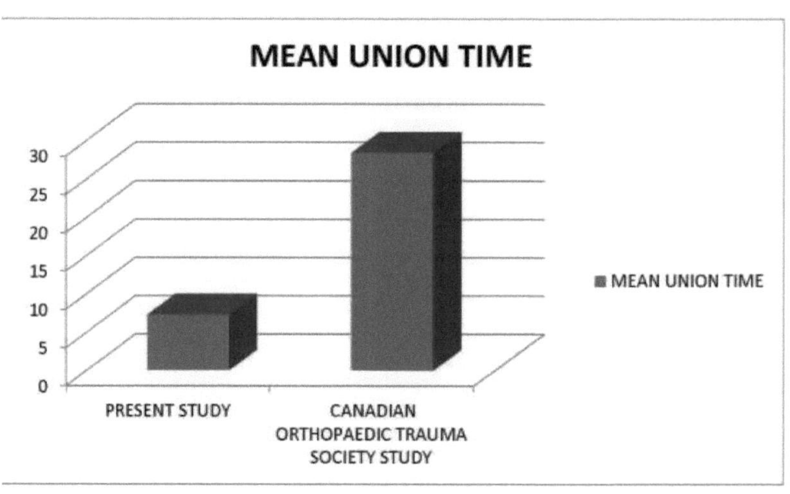

	PRESENTES ESTUDO	OPERATÓRIO VERSUS NÃO OPERATÓRIO TRATAMENTO DO VEIO MÉDIO FRACTURAS DA CLAVÍCULA EM ADOLESCENTES: UNIVERSIDADE DE MICHIGAN, ANN ARBOR
MEIO UNIÃO TEMPO	7,3 WKS	7,4 SEMANAS

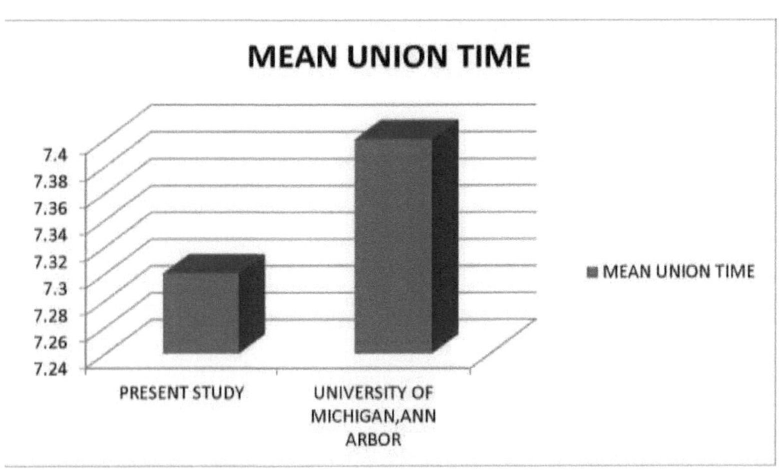

	PRESENTES ESTUDO	**RESULTADOS DO TRATAMENTO OPERATÓRIO DAS FRACTURAS DO EIXO MÉDIO DA CLAVÍCULA COM PLACA DE RECONSTRUÇÃO (ESTUDO DE 41 DOENTES): CHON HYU CHO**
FINAL DASH PONTUAÇÃO	32	35

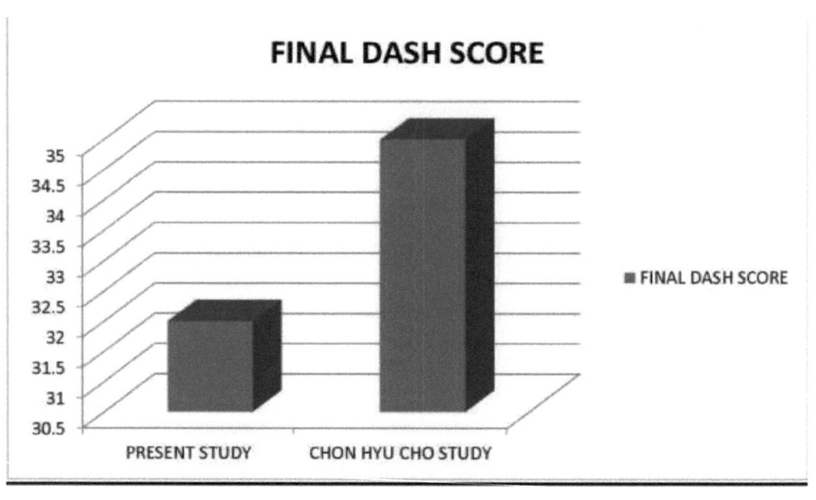

	PRESENTES ESTUDO	**RESULTADOS DA COLOCAÇÃO DE PLACAS EM FRACTURAS RECENTES DA CLAVÍCULA MÉDIA DESLOCADA: SANTOSH VENKATRAMAN,CHEEPLAN SIVAJI (SOUTHAND HOSPITAL ESSEX)**
TRAÇO FINAL PONTUAÇÃO	32	49
MEIO TEMPO DE UNIÃO	7,3 WKS	12 SEMANAS

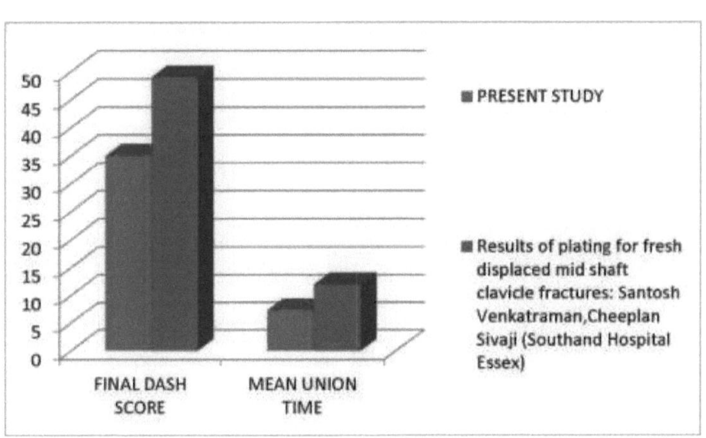

	ESTUDO ACTUAL	FIXAÇÃO COM PLACA DO TERÇO MÉDIO FRACTURAS DA CLAVÍCULA EM O ATLETA SEMI-PROFISSIONAL(UM ESTUDO COM 39 ATLETAS,1995-2003): OLIVIER VERBORGT, KATHLEEN PITTOORS, FRANCIS VAN GLABBEEK, GEERT DECLERCQ, RUDY NUYTS, JOHAN SOMVILLE *DO HOSPITAL UNIVERSITÁRIO DE ANTUÉRPIA, EDEGEM, E DO HOSPITAL OLV MIDDELARES, DEURNE, BÉLGICA*
PONTUAÇÃO FINAL DO TRAÇO	32	45
UNIÃO DE MEIOS TEMPO	7,3 WKS	12 SEMANAS

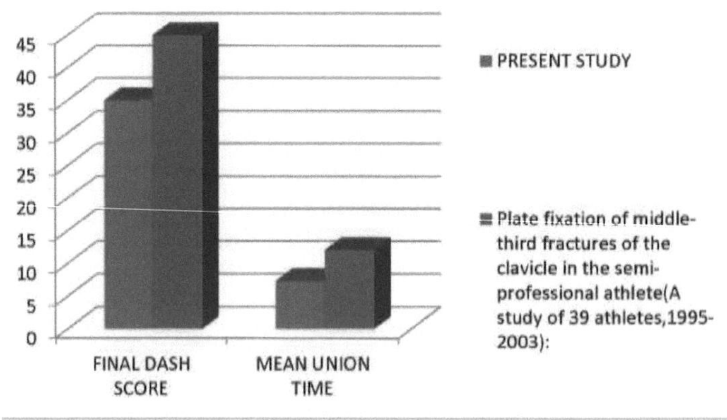

	PRESENTES ESTUDO	COMPARAÇÃO ENTRE O TRATAMENTO CONSERVADOR E O TRATAMENTO CIRÚRGICO DAS FRACTURAS DO TERÇO MÉDIO DA CLAVÍCULA: RESULTADO DE 151 CASOS. **DANIILIDIS K, RASCHKE MJ, VOGT B, HERBORTM, SCHLIEMANN B, GÜNTHER N, KOESTERS C, FUCHS T.** DEPARTAMENTO DE **CIRURGIA** ORTOPÉDICA, **ANNASTIFT HANNOVER** (ESCOLA MÉDICA DE HANNOVER; MHH), HANNOVER, ALEMANHA.
FINAL DASH PONTUAÇÃO	32	47

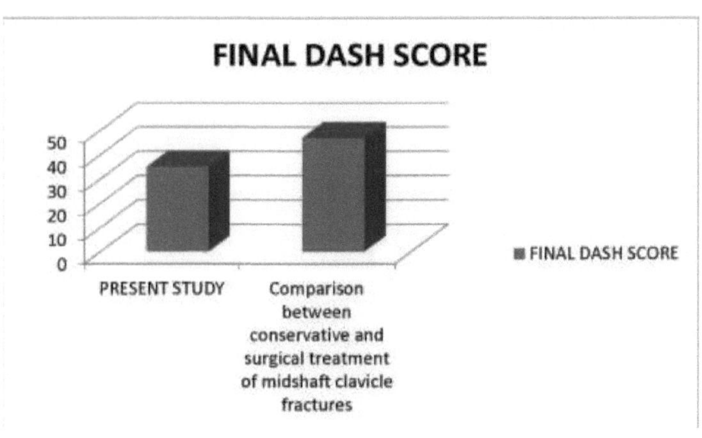

	PRESENTES ESTUDO	**TRATAMENTO AGUDO DAS FRACTURAS DA CLAVÍCULA UM FUNCIONAMENTO A LONGO PRAZO ESTUDO DE RESULTADOS BYRON CHALIDIS, NICK SACHINIS, EFTHIMIOS SAMOLADAS, CHRISTOS DIMITRIOU**
TRAÇO FINAL PONTUAÇÃO	32	53
UNIÃO DE MEIOS TEMPO	**7,3 WKS**	**19,6 SEMANAS**

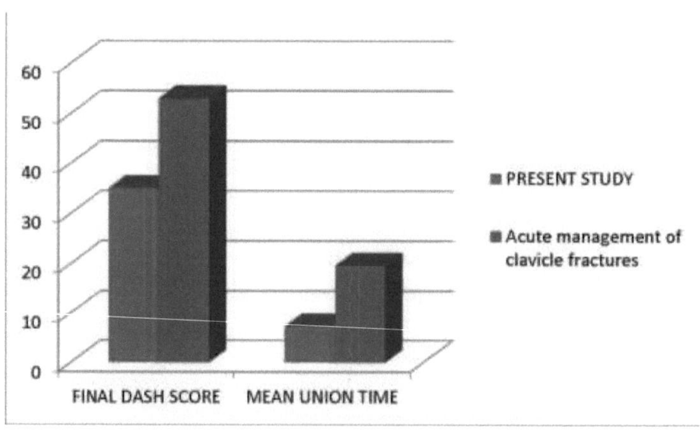

RESUMO E CONCLUSÃO

O presente estudo foi realizado no Departamento de Ortopedia do Hospital Geral Sir Sayajirao, em Vadodara. Foram apresentados 20 casos de fratura da clavícula tratados com redução aberta e fixação interna utilizando uma placa anatómica de bloqueio da clavícula. Os resultados do acompanhamento são analisados e discutidos.

❖ Os doentes situavam-se no grupo etário dos 19 aos 55 anos, com uma média de idade de 27 anos.

❖ Houve uma predominância masculina. A proporção de homens: O rácio de homens: mulheres foi de 9:1.

❖ O modo mais comum de lesão foi o acidente de viação (53%) e a queda de altura (47%).

❖ A maioria dos nossos doentes eram trabalhadores por profissão.

❖ A maioria dos doentes foi operada no prazo de 7 dias após a lesão.

❖ O lado esquerdo foi afetado na maioria dos doentes (65%).

❖ A maioria dos nossos doentes apresentava uma fratura do terço médio (85%) de acordo com a classificação de Allman.

❖ 2 doentes tinham uma doença médica associada.

❖ 6 doentes apresentavam lesões associadas.

❖ Foram utilizados substitutos ósseos em 2 (10%) doentes.

❖ O parafuso interfragmentário foi utilizado em 11 (55%) doentes.

❖ No intra-operatório, não se registaram complicações em nenhum dos doentes.

❖ No pós-operatório, não tivemos qualquer complicação, exceto um caso de dor ligeira no ombro e um caso de exposição do implante.

❖ Na maioria dos doentes, as fracturas foram unidas em 7 a 8 semanas.

❖ O tempo médio de união foi de 7,3 semanas.

❖ A maioria tinha um DASH SCORE FINAL de cerca de 32.

❖ Todos os 20 doentes apresentavam uma amplitude de movimentos completa no seguimento final, sem qualquer limitação.

❖   De todos os 20 doentes, a maioria 17 (85%) teve um resultado BOM e 2 (10%) tiveram um resultado excelente, 1 (5%) teve um resultado mau.

O método conservador de tratamento de fracturas claviculares não deslocadas ou gravemente cominuídas com cinta e funda deu bons resultados funcionais e radiológicos. No entanto, as fracturas da clavícula deslocadas e não cominutivas tratadas de forma conservadora apresentaram taxas elevadas de não união e resultados funcionais fracos em comparação com os doentes tratados por via cirúrgica.

Embora a estética seja melhor, a fixação intramedular não é preferida devido a complicações maiores, como dificuldade técnica, impacto ou migração do implante, necessidade de extração do implante, etc.

As placas de reconstrução podem ser contornadas de acordo com as necessidades e proporcionam uma construção estável, uma união previsível e um resultado funcional ótimo, mas têm as desvantagens de uma menor resistência do implante, um aumento do tempo operatório e um mau alinhamento que conduz a uma má união ou não união.

A utilização de parafusos interfragmentários ósseos deve ser feita com cuidado, uma vez que a colocação correcta dos parafusos conduz a uma fixação estável e a uma consolidação precoce, ao passo que a colocação incorrecta pode provocar uma maior cominuição. A utilização de substitutos ósseos artificiais justifica-se em fracturas cominutivas ou não unidas, o que resulta numa consolidação mais rápida da fratura.

Redução aberta e fixação interna com placa de compressão anatómica pré-contornada facilitada:

❖   Redução anatómica

❖   Fixação estável e rígida

❖   Melhor implante para todos os tipos de fracturas da clavícula, uma vez que o implante tem um contorno anatómico

❖   Menos tempo de operação

❖   Menor taxa de insucesso dos implantes

❖   Menor taxa de remoção de implantes

❖   Colocação exacta do parafuso que evita lesões neurovasculares

❖ União mais rápida

❖ Melhor resultado funcional

❖ Regresso mais rápido à atividade diária com o mínimo de complicações

Assim, conclui-se que a placa clavicular bloqueada anatómica pré-contornada é preferível para o tratamento de fracturas da clavícula deslocadas ou não unidas, com melhores resultados funcionais e uma recuperação mais rápida em comparação com outros modos de tratamento.

BIBLIOGRAFIA

1. Campbell's Operative Orthopaedics 12th edition 2829-2836.

2. Rockwood and Green's Fracture in Adults 7th edition 1106-1143.

3. Livro de texto de Ortopedia e Traumatologia, 1st edição, Dr. G.S. Kulkarni

4. Técnicas recomendadas pelo grupo AO- ASIF

5. Gray's Anatomy 39th edition.

6. Anatomia humana pelo Dr. B.D.Chaurasia.

7. Atlas de Anatomia Ortopédica de Netter.

8. Os elementos de fixação de fracturas, 2nd edition;Dr. A.J.   Thakur

9. Neer CS 2nd. Nonunion of the clavicle. JAmMedAssoc   .
1960;172(10):1006-11.

10. Rowe CR. Um atlas de anatomia e tratamento das fracturas médio-claviculares. ClinOrthopRelat Res. 1968;(58):29-42.

11. Zlowodzki M, Zelle BA, Cole PA, Jeray K, McKee MD.Treatment of acute midshaft clavicle fractures: systematicreview of 2144 fractures: on behalf of the Evidence-BasedOrthopaedic Trauma Working Group. J Orthop Trauma.2005;19(7):504-7.

12. Sociedade Canadiana de Traumatologia Ortopédica. Tratamento não operatório comparado com a fixação de placas em fracturas deslocadas da clavícula média: um ensaio clínico multicêntrico e aleatório.J Bone Joint Surg Am. 2007;89(1):1-10.

13. Fixação operatória da fratura da clavícula média deslocada com placa (KUMJ) (estudo de 20 pacientes) 2011:Dhoju D., Shreshtha D., Purajuli N.

14. Tratamento operatório versus não operatório de fracturas da clavícula média em adolescentes:Vander have KL, Perdue AM, Caird MS,
Farley FA (Departamento de cirurgia ortopédica, Universidade de Michigan, Ann Arbor, 2000-08)

15. Resultados do tratamento cirúrgico das fracturas da clavícula média com placa de reconstrução (estudo de 41 pacientes):Chon Hyu Cho, Kyon Son Sung, ByongHooman

16. Resultados da colocação de placas em fracturas recentes da clavícula média

deslocada:SantoshVenkatraman,CheeplanSivaji (Southand Hospital Essex)

17.	Fixação por placa das fracturas do terço médio da clavícula no atleta semiprofissional (estudo de 39 atletas, 1995-2003): Olivier VERBORGT, Kathleen PITTOORS, Francis VAN GLABBEEK, Geert DECLERCQ, Rudy NUYTS, Johan SOMVILLE

Do Hospital Universitário de Antuérpia, Edegem, e do Hospital OLV Middelares, Deurne, Bélgica

18.	Hudak PL, Amadio PC, Bombardier C: Desenvolvimento de uma medida de resultados do membro superior: o DASH (disabilities of the arm, shoulder andhand) [corrigido]. The Upper Extremity Collaborative Group (UECG).American journal of industrial medicine 1996, 29(6):602-608.

19.	Robinson CM: Fracturas da clavícula no adulto. Epidemiologia e classificação. The Journal of bone and joint surgery 1998, 80(3):476-484.

20.	Tratamento não operatório Vs. Tratamento operatório das fracturas deslocadas da clavícula média: Robbin C. Mckee, Emil H. Schulsmitsch.JBJS:abril'12:18;94(8)675-684

21.	Fixação não operatória com placa de Vs de fracturas do eixo médio da clavícula:JBJS .abril 2007;89:1-10

22.	Ali Khan MA, Lucas HK. Placagem das fracturas do terço médio da clavícula. *Injury* 1989 ; 4 : 263-267.

23.	Andersen K, Jensen PO, Lauritzen J. Tratamento de fracturas claviculares. Ligadura em forma de oito versus uma ligadura simples. *Ata OrthopScand1987*; 58 : 71-74.

Sítios Web para pesquisa:
http://www.ncbi. nlm.nih.gov
http://wheelesonline.com
http://google.com

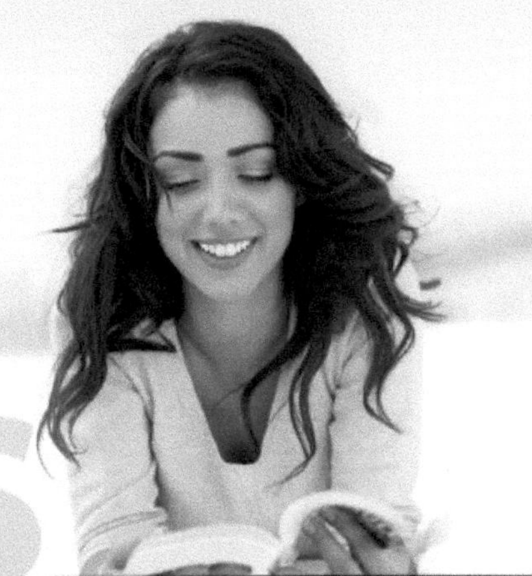

Buy your books fast and straightforward online - at one of world's fastest growing online book stores! Environmentally sound due to Print-on-Demand technologies.

Buy your books online at
www.morebooks.shop

Compre os seus livros mais rápido e diretamente na internet, em uma das livrarias on-line com o maior crescimento no mundo! Produção que protege o meio ambiente através das tecnologias de impressão sob demanda.

Compre os seus livros on-line em
www.morebooks.shop

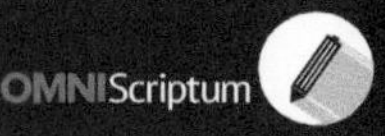

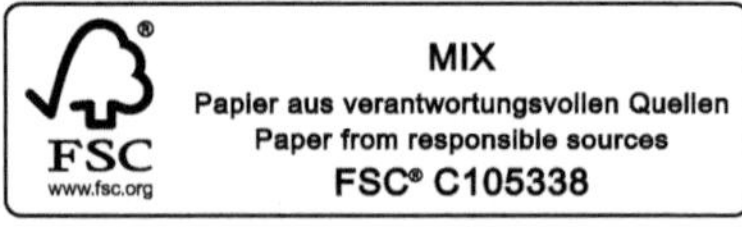

Printed by Books on Demand GmbH, Norderstedt / Germany